Dr. med. Anton Rohrer

Homöopathie

Dr. med. Anton Rohrer

Homöopathie

Der sanfte Weg zur Gesundheit

Kneipp-Verlag Österreich

ISBN 3-900696-68-3

 Autor: Dr. med. Anton Rohrer, Dorfplatz 2, 8734 Großlobming.
Layout, Fotosatz, technische Bearbeitung: Verlag des Österreichischen Kneippbundes Ges. m. b. H., Kunigundenweg 10, A-8700 Leoben.
Druck: Obersteirische Druckerei, Leoben.

1. Auflage. Leoben, Oktober 1994

Inhalt

Einleitung

Was ist Homöopathie?

»Herr Doktor, was macht die Homöopathie gegen Rheuma?« Diese und ähnliche Fragen höre ich immer wieder in meiner Praxis. In der Schulmedizin wie auch bei den meisten Naturheilverfahren ist es üblich, Arzneien auf Grund einer bestimmten Diagnose zu verschreiben, für jedes Krankheitsbild kommen ganz bestimmte Medikamente und Therapien in Frage. Dabei ist es nicht notwendig, auf die Persönlichkeit des Patienten einzugehen, das Leiden des Kranken wird isoliert vom ganzen Menschen betrachtet.

Der homöopathische Arzt arbeitet nach völlig anderen Gesichtspunkten. Die Diagnose »Rheuma« reicht nicht aus, um aus der Vielzahl homöopathischer Arzneien jene zu finden, die die einzig richtige für den Patienten ist. Nicht die Krankheit wird behandelt, sondern das kranke Individuum!

Daher muß der Homöopath den kranken Menschen in seiner Gesamtheit aus Körper, Seele und Geist erfassen, um heilen zu können. Dem Arzt genügt es nicht, einfach eine Krankheitsdiagnose zu erheben, er muß **alle** krankhaften Störungen und Symptome des Patienten feststellen können. Dabei ist er auf die Mithilfe des Patienten angewiesen.

Viele Kranke sind heute nicht in der Lage, ihre Beschwerden in ihrer Natürlichkeit zu schildern. Sie sagen: »Herr Doktor, ich habe Migräne.« Wenn sie gefragt werden: »Wie sieht Ihr Migräneanfall aus?« antworten sie meist: »Das kann ich Ihnen nicht sagen, wenn ein Anfall kommt, nehme ich meist 2 bis 3 Tabletten.« So haben Patienten über Jahre ein Leiden und sind nicht mehr fähig, ihre Beschwerden richtig anzugeben. Vielfach geht man erst zum Homöopathen, wenn man vorher schon alles andere probiert hat. Oft sind Krankheitszustände dann schon so weit fortgeschritten, daß die Homöopathie nicht mehr heilen kann. Was unheilbar ist, kann sie oft noch lindern. Ob etwas heilbar ist, hängt aber nicht vom Namen der Krankheit ab!

Aus der Diagnose Krebs, Atherosklerose oder Rheuma kann man noch nicht auf Heil- oder Unheilbarkeit schließen. Dazu ist eine genaue Befragung des Kranken notwendig, und erst dann kann über die Heilbarkeit eine Aussage getroffen werden. Durch die Homöopathie werden die Selbstheilungskräfte aktiviert, und niemand kann vorhersagen, wieviel von dieser Selbstheilungskraft noch aufgebracht werden kann.
SAMUEL HAHNEMANN (1755 — 1843), der Entdecker der Homöopathie, sah als Ursache für Krankheit eine Störung der Lebenskraft, die alle Funktionen des Organismus regelt.

Homöopathische Arzneien können die Lebenskraft positiv beeinflussen und dadurch den Organismus anregen, krankhafte Störungen durch die körpereigene Abwehrkraft zu überwinden. Es sollen keine Krankheitssymptome unterdrückt werden, die gestörte Lebenskraft soll in Harmonie gebracht werden. Mit diesem Verfahren kann man akute Krankheiten behandeln und auch chronisch kranke Menschen aus ihrer Veranlagung herausführen. Die richtige Arznei wird also nicht durch die Diagnose Rheuma, Migräne etc. gefunden.

Nach welchen Gesetzmäßigkeiten werden homöopathische Medikamente verordnet?

Die Entdeckung Samuel Hahnemanns war es, daß eine Arznei dann heilend wirkt, wenn sie ähnliche Symptome am Gesunden erzeugen kann, wie sie der Kranke gerade hat. Homöopathie heißt »ähnliches Leiden«. Die homöopathische Behandlung bedeutet nicht nur die Gabe der Arznei, oft muß der Kranke auch sein Leben in mehrere Richtungen verändern. Zur richtigen Lebensführung gehört eine vernünftige Ernährung, Bewegung in frischer Luft und vor allem eine seelische Ausgeglichenheit.

Wenn Menschen nicht gesund werden können, hat das oft in unbewältigtem Kummer, Ärger, ständigen Sorgen, Kränkungen seine Ursache. Auch darauf wird der Arzt eingehen müssen. Heilung ist etwas, das einem nur selten geschenkt wird. Sie erfordert die aktive Mitarbeit des Patienten, nur wer dazu bereit ist, hat Hoffnung auf Heilung.

GRUNDLAGEN

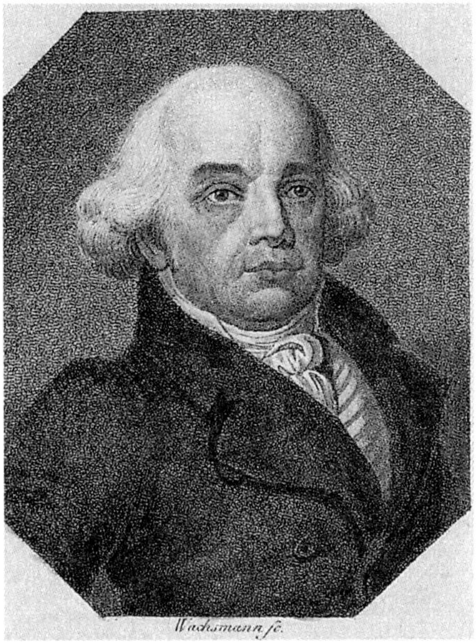

Samuel Hahnemann wurde am 10. April 1755 in Meißen geboren. 1796 stellte er die Grundprinzipien der Homöopathie erstmals vor. Er stirbt am 2. Juli 1843 in Paris (Stich von Anton Wachsmann, um 1820).

Das Ähnlichkeitsprinzip

Ihren Namen verdankt die Homöopathie den griechischen Wörtern homoion (= ähnlich) und pathos (leiden). Was bedeutet dieses »ähnliche Leiden«? Im Jahre 1790 übersetzte der deutsche Arzt Hahnemann die Arzneimittellehre eines Schotten. Dieser behauptete, daß China (eine südamerikanische Arznei) deshalb Fieber heilen könne, weil sie eine magenstärkende Wirkung besitze.

Das ließ Hahnemann stutzig werden, es erschien ihm unlogisch: Wieso sollte etwas fiebersenkend wirken, nur weil es magenstärkend sei? Andererseits gibt es viele Substanzen, denen auch eine magenstärkende Wirkung nachgesagt wird: warum wirken diese dann nicht auch gegen Fieber?

Hier entschloß sich Hahnemann zu einem Selbstversuch, zu einem wissenschaftlichen Experiment. Er nahm die Arznei China in starken Dosen ein und beobachtete seine Befindensveränderungen: »Ich nahm des Versuchs halber etlich Tage zweimal täglich jedesmal 4 Quentchen (= 6,68 Gramm Chinarinde, was etwa 65 — 200 mg Chinin und bis 260 mg Chinidin entspricht — nach F. Dellmour, Homöopathie) gute China ein; die Füße, die Fingerspitzen usw. wurden mir erst kalt, ich ward matt und schläfrig, dann fing mir das Herz an zu klopfen, mein Puls ward hart und geschwind; eine unleidliche Ängstlichkeit, ein Zittern (aber ohne Schauer), eine Abgeschlagenheit durch alle Glieder; dann Klopfen im Kopfe, Röte der Wangen, Durst, kurz alle mir sonst beim Wechselfieber gewöhnlichen Symptome erschienen nacheinander, doch ohne eigentlichen Fieberschauer . . .

Dieser Paroxysm dauerte 2 — 3 Stunden jedesmal und erneuerte sich, wenn ich diese Gabe wiederholte, sonst nicht. Ich hörte auf und ich war gesund.« Die Einnahme der Chinarinde löste bei Hahnemann Symptome aus, wie sie ihm von der Malaria (= Wechselfieber) her bekannt waren. Auch heute noch wird die Malaria mit Arzneien behandelt, die von der Chinarinde (Resochin R) abstammen.

Hier leuchtete es nun Hahnemann — gleichsam als Intuition auf: China kann deshalb die Malaria heilen, weil sie auch in der Lage ist, am Gesunden die Symptome wie bei einer Malaria zu erzeugen!!! Diese Erkenntnis läßt sich nicht naturwissenschaftlich ableiten, es war eine Art Vermutung: Eine Arznei kann nur dann eine heilende Wirkung haben, wenn sie am gesunden Menschen ähnliche Symptome hervorrufen kann.

Nun unternahm Hahnemann an sich selbst und seinen Familienmitgliedern Versuche mit Arzneien und schrieb sorgfältig die hervorgerufenen Symptome auf. Arzneien machen also nicht »gesund«, sondern in Wirklichkeit »krank«.

Wenn nun ein Kranker zu Hahnemann kam, verordnete er ihm diesen Arzneistoff, der bei einer vorherigen »Prüfung« Symptome von großer Ähnlichkeit hervorgebracht hatte. Wenn wir Zwiebeln schneiden, bekommen wir einen beißenden Tränenfluß und einen wäßrigen Katarrh aus der Nase. Das passiert, wenn wir uns dem Einfluß der Zwiebel aussetzen. Ein Mensch kann, wenn er sich erkältet und durch Viren angesteckt hat, auf natürliche Weise, bei einer »Grippe« so ähnliche Symptome bekommen. In diesem Fall kann der Homöopath mit der Arznei Zwiebel (= Allium Cepa) helfen.

Cepa wird nicht helfen, wenn der Patient schon einen schleimigen oder grüngelben Schnupfen hat, denn niemand hat je beim Zwiebelschneiden einen grünen Katarrh bekommen. Sehr wohl wird Cepa helfen (D 4 oder D 6 Globuli), wenn der Schnupfen wäßrig ist, der Patient viele Taschentücher braucht und der Schnupfen im Freien besser ist, aber sobald der Kranke in einen warmen Raum kommt, die Nase zu laufen beginnt.
Nach einigen Jahren der Beobachtung und der Versuche an Gesunden und an Kranken konnte Hahnemann bestätigen, daß sich sein Anwendungsprinzip in der Praxis bewährt.

Jeder, der es ihm nachmacht, kann mit seiner eigenen Erfahrung die Heilwirkung nach dem Ähnlichkeitsprinzip erleben. Daran muß man nicht glauben, man kann es in der Praxis jederzeit nachvollziehen! So konnte Hahnemann einige Jahre später über die wahre Heilung einer Krankheit schreiben:

»Wähle, um sanft, schnell, gewiß und dauerhaft zu heilen, in jedem Krankheitsfalle eine Arznei, welche ein ähnliches Leiden (homoion pathos) für sich erregen kann, als sie heilen soll.«

Dieser Satz wurde zum Programm für homöopathische Heilung. Das setzt voraus, daß wir wissen, welche Symptome nun eine Arznei eigentlich bei gesunden Menschen hervorrufen kann. Die Prüfung einer Arznei an Gesunden durchzuführen, entspringt dem Wunsch, die »reinen« Arzneiwirkungen festzustellen. In der Schulmedizin werden Medikamente an Kranken geprüft, hier wirft Hahnemann ein, dabei würden die Symptome der Krankheit des Patienten mit den Arzneisymptomen vermischt.

Auch der Tierversuch kommt für ihn nicht in Frage, da die Tiere ganz verschieden zu den Menschen reagieren. Nicht am Gesunden geprüfte Arzneien können daher nicht homöopathisch angewendet werden. Ich muß zuerst von einer Arznei immer wissen, welches »ähnliche Leiden« sie in der Lage ist zu erzeugen. Erst dann kann ich sie im Sinne der Homöopathie einsetzen. Das Ähnlichkeitsprinzip ist die Grundlage jeder homöopathischen Behandlung.

Alles andere (Arzneifindung durch das Horoskop, Pendeln, Wünschelruten, Komplexmittel etc.) kann deshalb nicht als homöopathisch bezeichnet werden. In jeder Kultur wird die Möglichkeit der Heilung nach dem Gesetz der Ähnlichkeit beschrieben, bei Paracelsus, Hippokrates, in der alten indischen oder tibetischen Medizin. Während es in diesen Kulturen nur ganz großen Ärzten und wenigen »Eingeweihten« vorbehalten blieb, nach diesem Ähnlichkeitsprinzip behandeln zu können, hat es Hahnemann mit seiner genialen Erkenntnis der Arzneimittelprüfung am Gesunden ermöglicht, dieses Heilprinzip in einer großen Ärzteschaft zu verbreiten.

Samuel Hahnemann

Obwohl große Ärzte wie Hippokrates oder Paracelsus das Ähnlichkeitsprinzip (Ähnlichkeit zwischen den Beschwerden des Kranken und den Symptomen, die eine Arznei in einer Prüfung am Gesunden hervorbringt) bereits erwähnten, beginnt die Geschichte der Homöopathie mit dem deutschen Arzt DR. CHRISTIAN FRIEDRICH SAMUEL HAHNEMANN (10. 4. 1755 — 2. 7. 1843).

Er wurde in Meißen (Sachsen) geboren, eine Stadt, die für ihre Porzellanherstellung bekannt ist. Da er ein besonders begabter Schüler war, konnte er trotz ärmlicher Verhältnisse das Gymnasium besuchen. Anschließend ging er nach Leipzig, um Medizin zu studieren. Da das Studium damals nur in der Theorie stattfand, suchte er eine Möglichkeit, die Medizin auch in der Praxis kennenzulernen. Deshalb wandte er sich nach Wien, wo unter dem berühmten Arzt Dr. Quarin direkt am Krankenbett unterrichtet wurde. Hahnemann sagte später: »Alles, was an mir Arzt genannt werden kann, habe ich von Dr. Quarin gelernt.«

Nach seiner Wiener Zeit (1777) ging er mit Baron v. Brukenthal als Bibliothekar und Hausarzt nach Hermannstadt (Siebenbürgen, heute Sibiu), wo er die Malaria kennenlernte. Ob er selbst an Malaria erkrankte, ist nicht bekannt. Jedenfalls sollte die Malaria bei seinem berühmten »Chinarindenversuch« (1790), der den Grundstein zur Homöopathie legte, eine bedeutende Rolle spielen. Hahnemann war über die ärztliche Praxis seiner Zeit verzweifelt, er sah, daß den Patienten durch die Ärzte oft mehr geschadet als geholfen wurde. Deshalb hängte er seinen ärztlichen Beruf an den Nagel.

Er verdiente seinen Lebensunterhalt (auch eine Familie war bereits zu versorgen) mit Übersetzungen medizinischer Werke und mit chemischen Untersuchungen. In diese Zeit fällt der »Chinarindenversuch«, er entdeckte das Ähnlichkeitsprinzip: Er nahm als Gesunder die Arznei Chinarinde ein und bekam daraufhin viele Beschwerden wie bei einer Malaria. (China wird auch heute noch zur Behandlung der Malaria eingesetzt.) Das brachte Hahnemann auf die Idee, China könne deshalb die Malaria heilen, weil sie auch in der Lage ist, malariaähnliche Symptome zu erzeugen! Diese Idee sollte ihn sein ganzes weiteres Leben beschäftigen. Er prüfte nun an sich, seiner Familie, später seinen Schülern, viele Arzneien, um die Wirkungen an Gesunden feststellen zu können.

In der Praxis zeigte es sich, daß Kranke wirklich gesund werden können, wenn man ihnen eine Arznei verabreicht, die vorher am gesunden Menschen ähnliche Symptome hervorgebracht hatte. Nun konnte er auch wieder ärztlich tätig werden, er hatte die Gewißheit, mit seiner neuen Methode den Mitmenschen wirklich helfen zu können. Sein Ruf als Arzt verbreitete sich rasch, und viele Kranke suchten seine Praxis auf.

Hahnemann war ein äußerst fleißiger Mensch, neben seiner ärztlichen Tätigkeit veröffentlichte er sein »Organon der Heilkunst« (1810), in dem er in 291 Paragraphen die Grundzüge der Homöopathie darstellt. Dann folgte die »Reine Arzneimittellehre« (1811), die später auf sechs Bände anwachsen sollte. Während sich Hahnemann zuerst dem Problem der akuten Krankheiten widmete (man denke an die damals häufigen großen Epidemien wie Scharlach, Keuchhusten, Cholera, Typhus, Pocken, die oft die Bevölkerung eines ganzen Landstriches dahinrafften), beschäftigten ihn später die chronischen Krankheiten. Mit 73 Jahren veröffentlichte er den ersten Band seiner »Chronischen Krankheiten«.

Dieses Werk hat insgesamt fünf Bände, die uns auch heute noch die Grundlage geben, Krankheiten zu behandeln, die mit »Veranlagung« zu tun haben; die chronisch verlaufen. Diese Krankheiten sind auch heute durch die modernen Methoden der Schulmedizin nicht heilbar. Fünf Jahre nach dem Tod seiner ersten Frau heiratete Hahnemann mit 80 Jahren eine junge Französin, mit der er nach Paris übersiedelte.

Mit Hilfe seiner Frau führte Hahnemann eine große ärztliche Praxis. Er ordinierte bis einige Wochen vor seinem Tod. Er starb 88jährig in Paris, wo er heute begraben liegt. Er war bis zuletzt geistig äußerst rege, bereitete die 6. Auflage seines Organons vor und führte in die

Behandlung eine neue Potenzierungsart ein, die heute unter dem Namen »LM—Potenzen« bekannt ist. 1832 wurde die Allgemeine Homöopathische Zeitung gegründet, die damit die älteste bis heute bestehende medizinische Fachzeitschrift ist.

Die Homöopathie verbreitete sich über die ganze Welt, sie erreichte 1825 Nordamerika, 1837 Brasilien, 1847 Indien, 1853 Neuseeland. In Österreich war die Homöopathie vorerst verboten (wie damals alles Neue), aber berühmte Patienten (Fürst Schwarzenberg, Generalfeldmarschall Radetzky) und die großartigen Erfolge in der Cholerabehandlung führten zur Aufhebung des Verbotes und es entstanden sogar einige homöopathische Spitäler. Heute wird die Homöopathie von weiten Bevölkerungskreisen gewünscht, viele Ärzte befassen sich inzwischen mit ihr. Die Österreichische Gesellschaft für Homöopathische Medizin umfaßt derzeit mehr als 900 Mitglieder!

Während in Indien (auch wegen ihrer Kostengünstigkeit) die Homöopathie heute gesetzlich anerkannt ist und sogar eigene homöopathische Universitäten existieren (die Anerkennung erreichte sie wieder wegen ihrer Erfolge bei einer Choleraepidemie ca. um 1970 bei Kalkutta), wird sie bei uns an den medizinischen Fakultäten der Universitäten und in den Spitälern fast völlig ignoriert.

Auch die politische Anerkennung ist ihr heute noch verwehrt. Im Dezember 1993 hat die Österreichische Ärztekammer für homöopathisch ausgebildete Ärzte ein Diplom für Homöopathie geschaffen. Vom Obersten Sanitätsrat wird sie aber als »wissenschaftlich nicht anerkannt« abgeurteilt. Ich bin davon überzeugt, daß sie eines Tages den ihr gebührenden Platz innerhalb der Medizin einnehmen wird.

Homöopathie — eine Modeerscheinung?

Wer noch vor 10 Jahren das Auslagenfenster einer Apotheke besah, hat darin selten homöopathische Arzneien gesehen. Im Gegenteil, am Beginn meiner Praxis wurde ein homöopathisches Rezept noch öfter mit einem abfälligen Lächeln bedacht:

»Glauben Sie, daß das wirklich hilft?«

Heute haben viele erkannt, was sich damit für ein Geschäft machen läßt. Etliche Pharmafirmen schaffen sich ein zusätzliches Standbein, denn laut Marktforschungsanalysen liegt in der Naturheilkunde insgesamt in Zukunft der größte Profit.

Nicht nur die Pharmaindustrie geht auf diesen Modetrend ein, auch viele Ärzte betreiben jetzt, entgegen ihren früheren Ansichten, Homöopathie. »Homöopathie« ist ein griechisches Fremdwort, und da viele eigentlich nicht wissen, was damit gemeint ist, wird manches so bezeichnet, was nicht das Geringste mit Homöopathie zu tun hat.

Um sich von diesen Behandlungsformen abzugrenzen, hat die Österreichische Gesellschaft für homöopathische Medizin eine neue Ausbildungsordnung für homöopathisch behandelnde Ärzte geschaffen. Diese neue Ausbildung sieht neben dem Besuch von Intensivkursen auch die Teilnahme an Arbeitskreisen vor, in denen das Wissen auch praktisch erarbeitet werden soll.

Das Ganze hat nur den einen Sinn, eine gute Homöopathie auf hohem Niveau anzubieten. Die Bevölkerung wäre zu Recht empört, würde ein Arzt die normale Medizin in einem Schnellsiedekurs erlernen und dürfte dann behandeln. Die Homöopathie wird noch wenig ernst genommen, und es wird damit oft nur einem Modetrend Rechnung getragen.

Vielfach wird in Ärztekreisen noch immer gedacht, die Wirkung homöopathischer Arzneimittel beruhe auf Einbildung, und deshalb sei es egal, was verschrieben wird.

Homöopathie ist eine ernstzunehmende Methode

In Wirklichkeit ist die Homöopathie eine ernstzunehmende Methode, die ein intensives Studium voraussetzt und nicht ohne gründliche Ausbildung betrieben werden soll. Ein wesentlicher Pfeiler ist die Kenntnis der Arzneimittelprüfungen am gesunden Menschen.

Das heißt, gesunde Menschen nehmen eine homöopathisch zubereitete Arznei ein und bekommen dann Beschwerden und Symptome wie bei einer Krankheit. Diese im Selbstversuch gefundenen Symptome werden genau aufgezeichnet und dann veröffentlicht.

Der Arzt verwendet nun diese Arzneimittelprüfungen und verordnet nach der Ähnlichkeitsregel: Der Kranke, der seine Beschwerden und Symptome schildert, bekommt eine Arznei, die den Beschwerden aus einer Arzneimittelprüfung möglichst ähnlich ist. Das bedeutet in der Folge auch, daß die Einnahme einer homöopathischen Arznei nicht immer harmlos verlaufen muß!

»Hilft's nix, so schadet's nix«

Dieser Spruch ist nicht angebracht. Man kann oft handfeste Beschwerden bekommen, wenn eine homöopathische Arznei ungezielt und vor allem zu lange eingenommen wird.

Das Großartige besteht aber darin, daß eine Arznei, die bestimmte Beschwerden am Gesunden hervorrufen kann, in der Lage ist, am kranken Menschen genau diese Beschwerden zu heilen. Dazu muß die Arznei entsprechend zubereitet sein, ein Vorgang, der Potenzieren genannt wird. Damit haben wir die drei Pfeiler, auf denen die Homöopathie beruht:

1. die Arzneimittelprüfung am Gesunden.
2. die Ähnlichkeitsregel.
3. die potenzierte Arznei.

Bei logischer Anwendung dieser Prinzipien erkennt man, daß die ganzen Komplexmittel, die vielfach angeboten werden, eigentlich mit Homöopathie nichts zu tun haben. Sie beruhen nicht auf einer Arzneimittelprüfung und werden nicht nach der Ähnlichkeitsregel angewandt.

Wir verwenden ja nicht Aconit oder Belladonna als Fiebermittel, oder Coffea als Schlafmittel, sondern setzen Aconit nur dort ein, wo die Krankheitssymptome des Patienten mit den Symptomen übereinstimmen, die Aconit auch am Gesunden in einer Arzneimittelprüfung erzeugt hat.

Ich meine damit nicht, daß diese frei verkäuflichen Komplexmittel alle wirkungslos seien. Aber oft passiert es, daß diese Mittel nicht helfen und der Patient den Eindruck bekommt, die Homöopathie insgesamt sei wirkungslos und helfe nicht.

Außerdem ist ein Riesenunterschied zwischen akuten und chronischen Krankheiten. In akuten Fällen können auch Komplexmittel einmal die Krankheit beseitigen, aber niemals bei chronischen Krankheiten!

Eine Mutter kam, weil ihr Kind dauernd Mittelohrentzündungen hatte. Sie meinte, Aconit, Belladonna, Ferrum phosphoricum, Hepar sulf. Mercur und noch etliches mehr habe sie schon erfolglos gegeben, was könne man noch machen? Bei genauer Untersuchung stellte sich heraus, daß dieses Kleinkind Calcium carbonicum brauchte, was den Kleinen auch von seiner Neigung zu dauernden Entzündungen befreite.

Das bedeutet nicht, Calcium carbonicum sei jetzt das Mittel für Ohrenentzündungen.
Der Homöopath sucht nie die Arznei nach dem Namen der Krankheit aus, wie Belladonna für Fieber oder Coffea für Schlaflosigkeit, sondern die Arznei wird nach dem Beschwerdebild des ganzen Menschen ausgesucht.

Aber Komplexmittel werden nach Krankheiten ausgesucht, es gibt die Schnupfen-Allergie- oder Schulschwierigkeits- oder Blasentropfen. Genau das widerspricht den homöopathischen Prinzipien!

Gerade chronische Leiden brauchen Arzneien, die individuell, dem ganzen Menschen entsprechend, ausgewählt werden. Alles andere hilft leider nichts.

Patient als Experte

Nur wenn Sie als Patient selbst Experte sind und wissen, was Homöopathie genau bedeutet, sind Sie in der Lage, verschiedene Behandlungsformen zu unterscheiden und davor gefeit, Scharlatanen auf den Leim zu gehen.

Die homöopathische Arznei

Homöopathie ist eine Heilkunde, die ihr Wissen nicht durch Tierversuche oder Experimente mit Kranken gewinnt. Generationen von homöopathischen Ärzten haben durch Arzneimittelprüfungen an sich selbst auf ungewöhnliche Weise Beobachtungen und Erkenntnisse über Arzneien gewonnen.

Jeder von uns kann z. B. an sich selbst die Wirkung der Substanz Kaffee beobachten und damit das Prinzip einer Arzneimittelprüfung verstehen: Nach einer Tasse Kaffee erleben wir die anregende Wirkung, die Aufhebung der Müdigkeit, den erhöhten Gedankenzustrom, der uns nachts nicht einschlafen läßt. Wird der Kaffee zu einer homöopathischen Arznei verarbeitet, das heißt potenziert, kann er gegen diese Form der Schlaflosigkeit mit innerer Unruhe und dem Unvermögen, geistig abzuschalten, als Medikament heilend wirken.

Samuel Hahnemann entdeckte, daß eine Arznei bestimmte Symptome erzeugt, wenn diese von gesunden Menschen eingenommen wird. (Wir nennen diese Symptome bei den herkömmlichen Medikamenten »Nebenwirkungen«.) Hahnemann sah weiters, daß ein Kranker genau durch **diese** Mittel gesund werden kann, das am Gesunden ähnliche Symptome hervorgebracht hat. Der Homöopath nennt das die Ähnlichkeitsbeziehung, lateinisch Simileregel, die die Grundlage jeder homöopathischen Arzneiwahl darstellt. Ohne Anwendung der Ähnlichkeitsregel gibt es keine Homöopathie! Die Folge dieser Einsicht ist es, von möglichst vielen Arzneistoffen zu wissen, welche Symptome sie erzeugen können.

Bei der Arzneimittelprüfung nehmen gesunde Personen eine homöopathische Arznei ein und führen ein möglichst genaues Protokoll über die auftretenden Symptome. Da die Arznei in materiell stark verdünnter Dosis eingenommen wird, können keine gesundheitlichen Schäden eintreten. Die beobachtbaren Beschwerden verschwinden wieder mit dem Absetzen der Arznei. Die Protokolle werden veröffentlicht und stehen dann den homöopathischen Ärzten als Grundlage für ihre Verordnungen zur Verfügung. Diese Methode hat den Vorteil, daß sich das Wissen über die Arzneien immer weiter entwickeln kann. Belladonna, die Tollkirsche, hat vor 200 Jahren die gleichen Symptome erzeugt wie heute: das Brennen im Hals, das Trockenheitsgefühl mit Zusammenschnüren des Rachens. Deshalb ist Belladonna ein Hauptmittel bei Halsentzündungen.

Homöopathische Ärzte können auf Erfahrungen der früheren Generationen aufbauen, wodurch sich das Wissen vermehrt; in der Schulmedizin ist es gerade umgekehrt: Die Hälfte des modernen medizinischen Wissens ist in zehn Jahren schon veraltet. Der homöopathische Arzt bezieht sein Wissen über die Arzneien also nicht aus übersinnlicher, mystischer Spekulation. Eine Arznei, die nicht an gesunden Menschen geprüft wurde, kann auch nicht homöopathisch verwendet werden.
Vieles, was heute unter der Etikette »Homöopathie« läuft, ist in Wirklichkeit nicht Homöopathie! Es ist heute üblich geworden, mehrere Arzneien zu einem Arzneikomplex zusammenzumischen und gegen bestimmte Beschwerden anzubieten. Dabei sind die Bestandteile nur einzeln geprüft, aber nicht als Komplex. Die Anwendung dieser Mittel erfolgt nicht nach den Regeln der Homöopathie, was aber nichts über ihre Wirksamkeit aussagen soll.

Wenn der Patient dem Arzt seine Krankheitssymptome schildert, ist der Arzt in der Lage, aus den bekannten Arzneisymptomen, die ähnlichste Arznei für den Patienten auszusuchen. Ob sie beim Patienten wirkt, hängt davon ab, ob sie in ihren Symptomen ähnlich ist, nur durch das Ähnliche kann geheilt werden. In erster Linie geht es um die Frage nach der Ähnlichkeit und nicht um die Dosierung. Die Dosierung, die »Verdünnung«, erhitzt die Gemüter der Gegner der Homöopathie besonders stark.
Hahnemann beobachtete, daß die homöopathische Arznei in einer starken Dosis in der Lage ist, besonders heftige Reaktionen hervorzurufen. Deshalb hatte er die Idee, die Arznei in ihrer materiellen Dosis zu verringern. Dazu bediente er sich nicht einer einfachen Verdünnung, sondern entwickelte ein Verfahren, das man später »Potenzierung« nannte.

Er nahm einen Gewichtsteil der Arznei und verschüttelte ihn mit 100 Teilen Alkohol. Bei festen Arzneistoffen verrieb er einen Teil der Arznei mit 100 Teilen Milchzucker. Die Arznei erfährt durch dieses Verfahren eine besondere Form der Energiezufuhr. Diese Herstellung geht also in zwei Schritten vor sich: Erstens wird die Arznei verdünnt und zweitens wird die Arznei verrrieben oder verschüttelt.

Das ist der wesentliche Unterschied zur bloßen Verdünnung. Diese Potenz wird die erste Centesimalpotenz, abgekürzt C1, genannt. Von dieser einmal verdünnten Arznei wird wieder ein Teil genommen und mit 100 Teilen Lösungsmittel weiter verdünnt und verschüttelt. Diese Potenz, die C2, kann natürlich noch weiter potenziert werden. Werden statt 100 Teilen Lösungsmittel nur 10 Teile verwendet, spricht man von Dezimalpotenzen, die bei uns gebräuchlich sind. Die D 6 z. B., ist sechsmal verschüttelt und entspricht einer millionsten Verdünnung der materiellen Ausgangssubstanz. Die Potenz der Arznei gibt Auskunft, wie oft eine Arznei verdünnt und verschüttelt wurde.

Die häufigst verwendeten Potenzen sind die D4, D6, D12, D30. Bei höheren Potenzen spielen materielle Erwägungen keine Rolle mehr. Deshalb sind Homöopathen in der Lage, auch sehr giftige Substanzen wie Quecksilber, Arsen, die Tollkirsche usw. arzneilich ohne Schaden zu verwenden. Die Ursubstanzen entstammen allen Reichen der Natur, es werden mineralische, pflanzliche und tierische Stoffe verarbeitet.

Die Gegner der Homöopathie wenden gegen Hochpotenzen ein, daß ab der D 23 rein rechnerisch kein einziges Molekül der ursprünglichen Arznei im Fläschchen vorhanden ist. Wo materiell keine Arzneisubstanz anwesend ist, könne eine Wirkung nur durch Einbildungskraft zustande kommen. Dieses Argument zeugt von einer noch im materialistischen Weltbild verhafteten Denkweise.

Moderne physikalische Denkmodelle lassen immer deutlicher werden, daß in der homöopathischen Arznei Informationen gespeichert werden können, die völlig unabhängig von der Anwesenheit der materiellen Ausgangssubstanz sind. Homöopathische Arzneien gibt es in verschiedenen Zubereitungsformen: in Tropfen, Tabletten, Verreibungen und Globuli. Die aus Milchzucker bestehenden Globuli sind eine Arzneiform, die es nur in der Homöopathie gibt. Wenn Sie eine Gabe einnehmen, so ist das entweder eine Tablette, fünf Tropfen, eine Messerspitze des Pulvers oder fünf Kügelchen. Die Arznei wirkt am besten, wenn Sie die Arznei etwas im Mund behalten, damit sie über die Mundschleimhaut aufgenommen werden kann. Deshalb sollten Sie unmittelbar vor oder nach der Einnahme nicht essen, trinken oder Zähne putzen.

Es gibt einige Dinge, die die Wirkung der Arzneien aufheben können: dazu gehören stark riechende Essenzen wie Parfums, kampferhaltige Einreibemittel, Salben, Eukalyptus, in vereinzelten Fällen auch ätherische Öle, wie sie in Kräutertees vorkommen (Pfefferminze, Kamille!). Oft wirkt leider auch der Bohnenkaffee einer homöopathischen Arznei entgegen. Deshalb ist anzuraten, während einer homöopathischen Behandlung auf den Bohnenkaffee zu verzichten.

Wenn die Arzneien richtig aufbewahrt werden, sind sie fast unbegrenzt haltbar. Der Platz soll kühl und dunkel sein und keine stark riechenden Substanzen (Kampfer) in der Nähe haben.

Die beobachtbare Wirksamkeit der völlig entmaterialisierten homöopathischen Arznei zwingt uns, unser festgefügtes Weltbild zu überdenken. Wir sind es gewohnt, gegen Krankheit auf der materiellen Ebene mit Medikamenten vorzugehen. Wir fassen Krankheit als Störung der komplizierten biochemischen Prozesse auf, die wir materiell beeinflussen wollen. Die Homöopathie als sensible Energiemedizin beeinflußt übergeordnete Steuerungsmechanismen. Die Wirksamkeit der Homöopathie zeigt, wie wenig die moderne Wissenschaft über den Menschen weiß.

Der Zusammenhang zwischen akuten und chronischen Krankheiten

Haben Sie die letzte Grippewelle gut überstanden? Vielleicht hatten Sie Gelegenheit, positive Erfahrungen mit homöopathischen Arzneien zu sammeln!

Die echte Grippe ist eine sehr ernstzunehmende, schwere Erkrankung. Der Vorteil ihrer homöopathischen Behandlung liegt darin, daß mit einer gezielt eingesetzten, nach den individuellen Symptomen des Patienten ausgesuchten Arznei kaum schwerwiegende Komplikationen auftreten.

Gefürchtete Nachwirkungen sind Lungenentzündung, Herzschwäche oder eine langanhaltende Müdigkeit, die sich durch die richtige homöopathische Arznei verhindern lassen. Dieses gezielt ausgesuchte Medikament kann niemals durch einfach in der Apotheke gekaufte homöopathische »Grippetropfen« ersetzt werden. Natürlich findet ein blindes Huhn manchmal auch ein Korn, wir wollen uns aber nicht auf das Glück des blinden Huhnes verlassen und hoffen, daß das richtige Mittel schon in den Tropfen dabei sein würde.

Im Zusammenhang mit akuten Krankheiten treten Erscheinungen auf, die wir vordergründig für Krankheitssymptome halten, wie Fieber, Katarrh oder Schweißbildung, eventuell Durchfall.

Bei all diesen Erscheinungen handelt es sich aber um Heilreaktionen des Organismus, d. h. der Körper versucht, mit Hilfe dieser Ausscheidungsmechanismen die eigentliche Krankheit zu überwinden.

Wir wissen, daß eine Erhöhung der Körpertemperatur (= Fieber) zur Überwindung von Viruserkrankungen notwendig ist. In unserer Panik halten wir aber meist das Fieber für die Krankheit selbst!

Eine Krankheit paßt selten in unser Lebenskonzept, wir haben uns für das Wochenende schon dieses oder jenes vorgenommen, da haben wir für eine Krankheit keine Zeit.

Oder unsere Kinder versäumen in der Schule zu viel, jetzt, wo gerade Schularbeitenzeit ist — wir finden immer plausible Gründe, um zum fiebersenkenden Medikament zu greifen.

Leider bewirken die zusammengemischten homöopathischen Grippetropfen oft auch nur eine Unterdrückung der Krankheit und selten eine wirkliche Heilung.

Die Homöopathie hat zunächst einmal Respekt vor den Erscheinungen der Natur und ihren verschiedenen Krankheitsverläufen und versucht nicht, sofort alle Symptome niederzubügeln und zu beseitigen. Sie versucht im Gegenteil, die natürlichen Heilreaktionen des Organismus zu unterstützen und zu verstärken.

Hier möchte ich auf eine Tatsache aufmerksam machen, die oft nicht im richtigen Zusammenhang gesehen wird. Bereits zu Beginn dieses Jahrhunderts hat ein deutscher Kliniker beobachtet, daß seine Magenkrebspatienten viel seltener Kinderkrankheiten (z. B. Masern) durchgemacht hatten als Menschen, die keinen Krebs bekommen. Wenn man Krebspatienten nach akuten fieberhaften Krankheiten fragt, lautet die häufige Antwort: »Nein, Herr Doktor, mit Fieber oder Grippe habe ich in den letzten Jahren nie zu tun gehabt.«

Es besteht also ein Zusammenhang, im Sinne einer Polarität, zwischen akuten fieberhaften Erkrankungen und chronischen Krankheiten, wie z. B. Krebs. Wenn in der medizinischen Literatur über Spontanheilungen von Krebs berichtet wird (das heißt, daß ein Krebs ohne Behandlung von selbst wieder verschwindet), dann treten sie meist nach einer hochfieberhaften Erkrankung ein.

Dabei darf das Fieber natürlich nicht medikamentös unterdrückt, sondern muß durchgestanden werden. Ein schwachbrüstiger Versuch, diese natürlichen Vorgänge nachzuahmen, wird in der Fiebertherapie probiert. Wir wissen also nicht, was wir unserem Körper antun, wenn wir jedes Aufkommen von Fieber immer sofort unterdrücken und beseitigen wollen.

Wir wissen nicht, ob wir damit nicht den Grundstein für spätere chronische Krankheiten legen. Umgekehrt treten während der homöopathischen Behandlung einer chronischen Krankheit wieder akute fieberhafte Erkrankungen auf, wie sie der Patient die letzten Jahre zuvor nicht mehr gehabt hat. Das ist als positive Heilreaktion zu werten und darf nicht unterdrückt werden, auch nicht mit einem homöopathischen Heilmittel! Bei ernsthaften Symptomen (schwere Bronchitis, Lungenentzündung etc.) soll eine gut ausgewählte, wieder den persönlichen Symptomen des Patienten entsprechende homöopathische Arznei gegeben werden.

Aber nicht nur Fieber, auch akute Katarrhe, Schweiß- oder Eiterbildung können solche Ausscheidungsvorgänge darstellen, wobei sich der Körper von irgendwelchen Krankheitsprodukten befreien will. Es ist klar, daß ein geschwächter Organismus, in dem diese Vorgänge gestört werden, leicht eine chronische Krankheit entwickeln kann, an deren Anfang oft die Unterdrückung eines Ausscheidungsvorganges stand. Auch ein Hautausschlag kann die Funktion eines Ausscheidungsprozesses haben.

Bei vielen Asthmakranken bestand vor Ausbruch des Asthma bronchiale ein Hautausschlag (z.B. Windelekzem). Die Schwierigkeit besteht darin, daß diese Symptome (Fieber, Katarrh, Hautausschlag etc.) sehr lästig sein können. Jedenfalls ist es wichtig, diese Möglichkeit der natürlichen Ausscheidungsreaktion in Betracht zu ziehen und nicht sofort, reflexhaft, zu einer unterdrückenden Maßnahme zu greifen.

Getrennt davon müssen Krankheiten betrachtet werden, die immer wieder zu solchen akuten Erscheinungen führen, wie chronischer Durchfall, chronische Mandelentzündung, immer wiederkehrende Mittelohrentzündungen etc., die oft mit Fieber verbunden sind. Dabei handelt es sich um konstitutionelle, d. h. veranlagungsbedingte, Krankheiten, die am besten mit einem homöopathischen Konstitutionsmittel behandelt werden.

Es sollte also in jedem Fall eine Arznei gegeben werden, die in der Lage ist, die natürlichen Vorgänge zu unterstützen und nicht, gegen die Natur, die Symptome nur möglichst schnell zu unterdrücken.

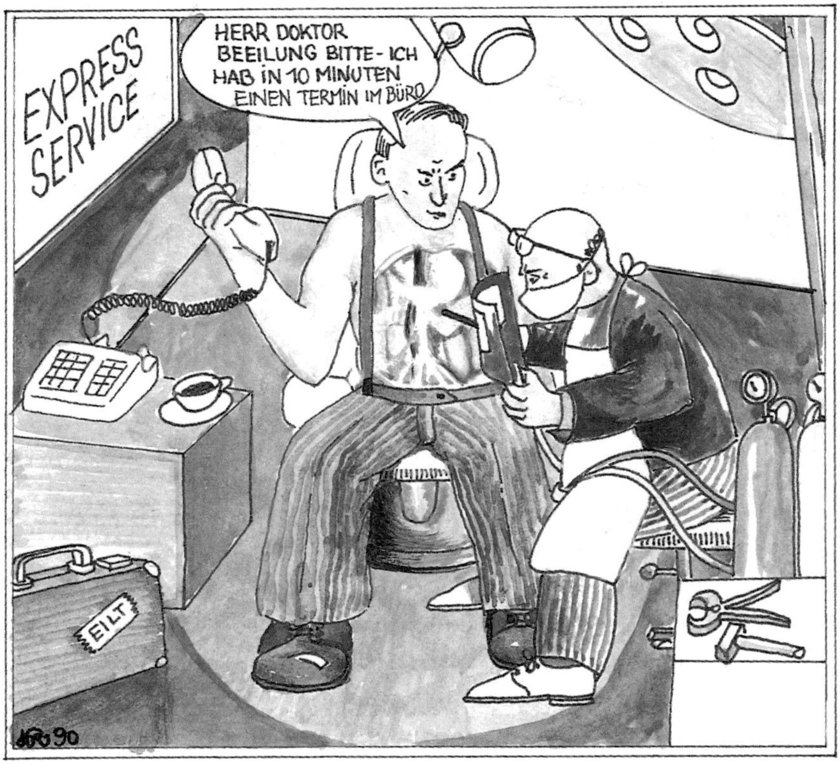
EXPRESS SERVICE
HERR DOKTOR BEEILUNG BITTE - ICH HAB IN 10 MINUTEN EINEN TERMIN IM BÜRO
EILT

Viele hätten es gerne so. So geht's aber nicht!

Die Heilung

»Das höchste Ideal der Heilung ist schnelle, sanfte, dauerhafte Wiederherstellung der Gesundheit.« Das schreibt Samuel Hahnemann, der Begründer der Homöopathie und er meint, daß seine Heilmethode diesem Ideal am nächsten kommt.

Zuerst ist die Frage zu klären, ob ein Verschwinden der Krankheitssymptome auch bereits einer Heilung entspricht. Nimmt z. B. der Patient bei einem grippalen Infekt ein fiebersenkendes Präparat und das Fieber geht zurück, bedeutet das Heilung?

Hier wird Fieber mißverstanden und als Symptom der Krankheit angesehen, während es in Wirklichkeit eine sinnvolle Abwehrreaktion des Organismus darstellt, um die Krankheit zu überwinden. Die Heilung akuter Krankheiten ist meist so beschaffen, daß es zu sogenannten »Ausscheidungen« kommt: darunter verstehen wir Katarrhe, Schweiß und Eiterbildung.

Für jemanden, der sich nicht mit diesen Fragen befaßt, sind diese Erscheinungen Ausdruck der Erkrankung selbst. Deshalb ist es in unserer Zeit oft so schwer, eine Krankheit zu ihrem richtigen, heilsamen Ende zu bringen, da vielfach das Verständnis und die Geduld fehlen. Ich spreche hier von akuten Krankheiten wie Grippe, Durchfall, Magenkatarrh, Entzündungen und nicht von chronischen Krankheiten wie Rheuma, Gefäßverkalkung, Allergien, hoher Blutdruck usw., die eine etwas andere Betrachtungsweise erfordern.

Wir leben in einer Zeit, wo alles reibungslos »funktionieren« muß und eine Krankheit wie eine Betriebsstörung einer Maschine aufgefaßt wird. Dann wird beim Arzt sozusagen der Garantieschein abgegeben damit das Gerät wieder repariert wird.

Es beginnt schon bei den Kindern, die eigentlich nicht mehr krank sein dürfen! Zusätzlich zur fehlenden Geduld wird die Krankheit mit der Heilreaktion verwechselt: Durch Fieber, durch die katarrhalischen

Ausscheidungen aus der Nase, dem Darm, der Lunge, durch Schweiß und Eiter versucht sich der Körper zu reinigen, sich der »Krankheitsstoffe« zu entledigen.

In der Bevölkerung ist das Bild von der Entgiftung, der Entschlackung des Organismus völlig einsichtig, obwohl es sich um eine bildhafte Modellvorstellung handelt.

Der Homöopath unterdrückt die Heilreaktionen des Organismus nicht, sondern paßt seine Arzneien dem jeweiligen Stadium der Erkrankung an: ist der Schnupfen noch dünn und wässrig, ist die Arznei Cepa (Zwiebel) angezeigt, die z. B. in der D 4 3-bis 4mal täglich eingenommen werden kann. Ist der Schnupfen dagegen dick eitrig, wird eine Arznei wie Hepar sulfuris oder Mercurius solubilis passen.

An diesem Beispiel kann man auch sehr schön die Ähnlichkeitsbeziehung studieren, die Grundlage homöopathischer Arzneimittelwahl: ein Mittel kann bei einem gesunden Menschen einen bestimmten Zustand herbeiführen und bei einem kranken Menschen einen ähnlichen Zustand heilen.

Die Zwiebel (Cepa) bringt (beim Zwiebelschneiden beobachtbar) einen wäßrigen Ausfluß der Nase hervor und kann deshalb bei einem katarrhalischen Infekt mit ebensolchem wäßrigen Schnupfen eingesetzt werden. Durch Zwiebelschneiden wird eben kein schleimiger oder gelber Schnupfen erzeugt.

Schon die Behandlung akuter Krankheiten setzt Geduld und Verständnis voraus, die Behandlung chronischer Krankheiten natürlich noch viel mehr! Es ist selten, daß eine Krankheit gleich chronisch beginnt, alles hat meist eine Vorgeschichte, und oft entdeckt man in der Krankengeschichte nicht richtig ausgeheilte akute Erkrankungen. Wie schon einmal gesagt, die Heilung einer chronischen Krankheit wird nicht einfach geschenkt, weil im Untergrund oft ein nicht ausgeheilter Prozeß schwelt.

»Gott verzeiht einem die Sünden, das Nervensystem nie!« sagt ein weises Wort. Deshalb müssen während der homöopathischen Behandlung, wenn Heilung erfolgen soll, diese alten Krankheitssymptome zum Vorschein kommen, die seinerzeit unterdrückt wurden.

Daß sie wieder zum Vorschein kommen können, ist ja ein Zeichen, daß sie unterdrückt wurden und nicht ausgeheilt sind. Es ist wie bei einem Vulkan, der unter der Oberfläche brodelt, und erst, wenn er wieder ausbrechen kann, kommt die Erleichterung. Nun ging der Patient ja schon früher zum Arzt, um diese Symptome los zu werden, und jetzt kommen sie wieder hervor, und er soll sie aushalten?

Ich behandle eine Patientin wegen ihrer chronischen rheumatoiden Arthritis, die in ihrer Jugend ein lästiges, juckendes Ekzem hatte. Dieses Ekzem konnte damals erfolgreich wegbehandelt werden, indem es durch unterdrückende Präparate zum Verschwinden gebracht wurde, aber nach einiger Zeit kam das Rheuma. Nun trat während der homöopathischen Behandlung dieser alte Hautausschlag wieder auf, der äußerst unangenehm juckte. Da zog die Patientin das gelenkzerstörende Rheuma noch diesem lästigen Ausschlag vor!

So eine Entscheidung bestimmt, ob die homöopathische Behandlung erfolgreich sein kann oder nicht. Es muß der Patient zur Arztpersönlichkeit das nötige Vertrauen haben, daß er ihn durch diese Schwierigkeiten führen wird. Dieses Ekzem besteht ja nicht für alle Zeiten, es darf auch homöopathisch behandelt, aber auf keinen Fall wieder unterdrückt werden.

Aber es setzt Geduld voraus, etwas, das in unserer heutigen schnelllebigen Zeit nicht selbstverständlich ist. Das ist die Verführung der modernen Medizin, die in der Lage ist, Symptome und Schmerzen recht schnell beseitigen und »erledigen« zu können; die Symptome sind damit nicht geheilt, sie sind nur zurückgedrängt, aber der Patient nimmt gerne zu dieser Erleichterung Zuflucht.

Bei der echten Heilung gibt es aber kein Vorbeischwindeln an diesen lästigen Symptomen. Ein juckender Ausschlag ist nun alles andere als angenehm, aber ohne dieses mühsame Durchgangsstadium, das oft nur durch das Vertrauen zum Arzt durchgehalten werden kann, ist eben Heilung nicht möglich. Der Kranke muß erkennen, daß er sonst keine Möglichkeit hat, sein chronisches Leiden loszuwerden, als auf diesem Weg. In Wirklichkeit ist das keine auf die Homöopathie allein beschränkte Beobachtung. Jede echte Heilung, auf welche Art auch immer, geht diesen Weg, daß die Symptome, die zuletzt aufgetreten sind, als erste verschwinden, und die alten Symptome besonders hartnäckig sind und als letzte verschwinden. Das bedeutet, daß früher durchgemachte Krankheitserscheinungen wieder auftreten können, auch wenn sie lästig sind. Jeder an der Homöopathie interessierte Patient muß das wissen, um die rechte Geduld aufbringen zu können, noch viel mehr, er weiß, daß sich sein Heilungsprozeß auf dem richtigen Weg befindet.

In den letzten 200 Jahren hat sich die Medizin enorm weiterentwikkelt. Zu Zeiten des Begründers der Homöopathie (Dr. Samuel Hahnemann, 1755 — 1843) stand die damalige Schulmedizin den meisten akuten und chronischen Krankheiten völlig hilflos gegenüber. Die enorm rasche Verbreitung, die die Homöopathie in Europa gleich nach ihrer Entdeckung erlebte, ist auf die Erfolge in der Behandlung von Typhus- und Choleraepidemien zurückzuführen.

Die damaligen Ärzte konnten diese lebensgefährlichen Erkrankungen homöopathisch gut behandeln. Das schlug sich in der Statistik der Lebenserwartung nieder: Bei amerikanischen und englischen Lebensversicherungen des ausgehenden vorigen Jahrhunderts mußten Kunden, die sich verpflichteten, sich nur homöopathisch behandeln zu lassen, weniger Beiträge zahlen, da sie, statistisch gesehen, länger lebten.

Heute hat sich das Bild der Krankheiten und das Bild der Medizin wesentlich geändert. Die lebensbedrohlichen Epidemien kommen bei uns nicht mehr vor, die moderene Schulmedizin ist in der Lage, akute Erkrankungen wirksam zu behandeln. Operationen, die früher lebensgefährlich waren, sind inzwischen zu Routineeingriffen geworden. Im vorigen Jahrhundert wäre es wahrscheinlich keiner Patientin eingefallen, wegen Migräne zum Arzt zu gehen. Jeder hätte sie als hysterisch oder hypochondrisch abgetan.

So gut die moderne Medizin in den Operationstechniken und in der Behandlung akuter Krankheiten wurde, so schwer tut sich die Schulmedizin mit der Behandlung chronischer Krankheiten: Deshalb haben homöopathische Ärzte alle Hände voll zu tun mit Asthma-, Neurodermitis-, Migräne- oder Rheumapatienten. Da die Homöopathie zur Zeit ein großes Ansehen in der Bevölkerung genießt, werden viele homöopathische Arzneien geschluckt, die nicht von Ärzten gegeben werden werden. Drei Viertel aller homöopathischen Arzneien werden in Österreich von Nicht-Ärzten »verschrieben«. Schon im vorigen Jahrhundert gab es eine große Tradition in der homöopathischen Haus- und Laienapotheke.

Die Verwendung von Komplexmitteln, das sind Medikamente, die aus mehreren homöopathischen Mitteln zusammengesetzt sind und in der Apotheke frei erhältlich sind, ist sehr beliebt. Meist werden diese Arzneien nicht nach den Symptomen des Kranken verordnet, sondern nach Krankheitsnamen, wie in der Schulmedizin.
Ich gebe jemandem Belladonna, weil er eine »Halsentzündung, Angina« hat (das ist der Krankheitsname!); wegen dieses Krankheitsnamens bekommt er vom schulmedizinisch ausgebildeten Arzt ein Penicillinpräparat.

Einer, der die Homöopathie richtig verstanden hat, gibt Belladonna nur dann, wenn die Belladonnasymptome vorhanden sind: Der Hals ist dabei trocken und heiß, der Kranke hat ein Verlangen, dauernd zu schlucken, aber dabei ein erstickendes Gefühl. Der Hals ist so trocken, daß er, um etwas Festes essen zu können, dazu etwas trinken muß. Im Hals tut die rechte Seite mehr weh als die linke. Es besteht ein Gefühl, als ob es den Hals zusammenschnüren würde. Beim Schlucken beugt er den Kopf nach vor und muß die Knie anziehen, um schlucken zu können.

All diese Symptome können bei einer Krankheit auftreten, die wir Angina, Seitenstrangangina oder Rachenentzündung nennen. Aber wir verordnen nicht nach dem Namen der Krankheit (= schulmedizinische Therapie), sondern nach den Symptomen. Wenn jemand diese geschilderten Symptome bei einer Schilddrüsenentzündung bekommt, wird auch Belladonna helfen können.

Bei Angina kann das Bild von Mercur auftreten: Dabei besteht nicht Trockenheit, sondern ein starker Speichelfluß im Mund. Die Zunge ist angeschwollen und zeigt die Eindrücke der Zähne. Aus dem Mund riecht es faulig, auf den Mandeln oder im Rachen bilden sich eitrige Beläge oder kleine Geschwüre. Beim Schlucken sticht es in den Ohren.

Der Patient kann das Gefühl eines Fremdkörpers im Rachen haben, als ob ein Brotbrösel oder ein Stück Apfelgehäuse im Hals steckengeblieben wäre. Das reizt dauernd zum Räuspern, aber er kriegt es nicht weg. Im Hals ist es nicht trocken und heiß wie bei Belladonna, sondern wund, offen, ein brennendes Gefühl wie roh.

Sie sehen also, es handelt sich um eine etwas andere Gruppe von Symptomen. Oft wird mir die Frage gestellt: »Ich weiß nicht, was ich bei Angina nehmen soll, Belladonna oder Mercur oder Hepar sulfuris.«

Darauf gibt es immer nur eine einzige Antwort: »Das hängt ganz von den Symptomen des Kranken ab.« Das ist die Schwierigkeit in der Homöopathie, von dem Denken wegzukommen, eine bestimmte Arznei wirkt gegen eine bestimmte Krankheit, so wie man bei Fieber Aspirin nimmt.

Ein homöopathisches Buch für Laien, wo bei Angina steht, man nehme dreimal täglich Belladonna D6, ist eigentlich für nichts! Wirklich homöopathisch helfen kann man nur dann, wenn man die Symptome kennt. Die Diagnose ist natürlich wichtig, ich muß wissen, womit ich es zu tun habe, aber sie hilft nicht bei der Suche nach der richtigen Arznei.

Vor kurzem habe ich einen Bericht von indischen Ärzten gelesen, die mit großartigem Erfolg mit der Arznei Belladonna bei einer Gehirnhautentzündungsepidemie helfen konnten. Das bedeutet nicht, daß Belladonna die einzige Arznei in der homöopathischen Behandlung der Gehirnhautentzündung darstellt. Aber bei dieser Epidemie entwickelten sich bei den Patienten eben die Symptome von Belladonna.

Wir sehen, mit den Veränderungen der Krankheiten von den akuten, lebensbedrohenden Epidemien des vorigen Jahrhunderts zu den schleichenden, chronischen Krankheiten des ausgehenden 20. Jahrhunderts (Rheuma, Asthma, Krebs, hoher Blutdruck), bis zu den modernen, neu aufkommenden Viruserkrankungen (AIDS, chronisches Müdigkeitssyndrom u. a.) mußte sich auch das Spektrum der homöopathischen Behandlungen verändern.

Wir werden heute gerne die Erfolge der modernen Schulmedizin annehmen, werden aber die Homöopathie dort einsetzen, wo sie immer dringender gebraucht wird: Als Hilfe bei diesen Krankheiten, die mit Veranlagung, mit der Konstitution zu tun haben. Das sind heutzutage alle chronischen Erkrankungen.

Deshalb haben alle Arten der Homöopathie ihren Platz: Die Hausapotheke in der Hand des Laien bei der Behandlung leichter Erkrankungen zu Hause in der Familie, über die Akutbehandlung schwerer Krankheiten in der Hand des erfahrenen homöopathischen Arztes, bis zur Behandlung chronischer Krankheiten, die die ganze ärztliche Kunst herausfordern und hohe Ansprüche an die Geduld des Patienten stellen.

Homöopathie ist keine Naturheilkunde

Von Mitgliedern der Österreichischen Gesellschaft für homöopathische Medizin wurde heftige Kritik geübt, die Gesellschaft versäume es, in der breiten Öffentlichkeit meinungsbildend zu wirken: noch immer werde die Homöopathie mit einer gewöhnlichen pflanzlichen Behandlungsmethode verwechselt.

Eines der unglaublichen Phänomene der Hompöopathie ist für mich die Kamille.

Jeder von uns kennt den guten Geruch und Geschmack eines aus frisch gesammelten Blüten hergestellten Kamillentees. Sie ist wohl in unseren Breiten die am meisten verwendete Heilpflanze. Ihr Hauptbestandteil ist ein ätherisches Öl, man nennt es wegen seiner azurblauen Farbe auch Azulen. Das Kamillenöl wirkt krampflösend, entblähend und entzündungshemmend.

Man sagt der Kamille auch eine wundheilungsfördernde Wirkung nach. Die entzündungshemmende Wirkung wird ausgenützt bei Magenschleimhautentzündungen oder Darmschleimhautentzündungen (Gastritis, Colitis).
Jeder kennt die Anwendung des Kamillentees bei Magen- und Bauchbeschwerden. Auch äußerlich für Bäder wird gerne die Kamille verwendet. Die beruhigende Wirkung bei Säuglingen kennen die Mütter.

Wie ganz anders wirkt dagegen die homöopathisch potenzierte Kamillenarznei! Chamomilla, die homöopathisch gebräuchliche Bezeichnung für die echte Kamille, wird gerne in der D6, D12 oder D30 (in ärztlicher Anwendung noch höher) verwendet. Diese Arznei kann nur dann mit gutem Erfolg eingesetzt werden, wenn ein ganz bestimmter Gemütszustand beim Patienten zugegen ist: Er oder sie ist äußerst reizbar, sehr verdrießlich, kann niemanden leiden, könnte sich in den »eigenen Hintern beißen«. Also eine zornige Gemütslage, wie wir sie oft bei zahnenden Kindern vorfinden.

Heute wird vielfach bei Zahnungsbeschwerden der Kleinkinder automatisch, routinemäßig, Chamomilla gegeben. Dann hilft die Kamille meist nichts, denn nicht alle diese Kinder befinden sich in einem wirklichen Chamomilla-Zustand! Chamomilla hilft nur dann, wenn das auffälligste Symptom diese zornige, ärgerliche Gemütsverfassung ist. Dann wird diese Arznei helfen, ganz egal, ob die Diagnose Mittelohrentzündung, Bauchweh, Durchfall oder Regelkrämpfe lautet.

Kent, ein ganz erfahrener amerikanischer Homöopath, schreibt: »Es kommt häufig vor, daß Kinder wegen einer Kolik Kamillentee bekommen und danach in Krämpfe verfallen. Wer Chamomilla kennt, weiß, daß diese Krämpfe von dem Kamillentee herrühren; sie sind verbunden mit Zuckungen, heißem Kopf und großer Empfindlichkeit gegen Geräusche. Die Kinder werden steif, rollen die Augen, verziehen das Gesicht, zucken mit den Muskeln, werfen sich hin und her, schlagen die Daumen ein und biegen den Körper nach hinten. Das kommt auch beim Zahnen vor . . .« (Kents Arzneimittelbilder, Haug Verlag).

Weitere Arzneien aus der Pflanzenfamilie der Korbblütler, die sowohl in der Heilkräuterkunde als auch Homöopathie verwendet werden, sind die Ringelblume (Calendula) und der Bergwohlverleih, besser bekannt unter Arnika. Beide haben sich einen großen Namen in der Wundheilungsförderung gemacht.

Jeder kennt die Ringelblumensalbe und den Arnikaschnaps. Wieder ist es erstaunlich zu sehen, welch große Kräfte beide Substanzen in ihrer homöopathischen Zubereitung entfalten.

Keine Arznei kann einer Wundeiterung besser vorbeugen als einige Gaben von Calendula (Ringelblume) in einer Hochpotenz (C200 z. B.). Schon öfter hat man sich dadurch den Einsatz eines Antibiotikums ersparen können.

Gerade Rißquetschwunden, Wunden mit zerfransten Rändern, zackige Wunden mit Gewebsverlust, die relativ rasch zur Entzündung, zu Fieber führen, lassen sich gut mit Calendula behandeln. Dabei sind auch äußerliche Umschläge mit Ringelblumentinktur 1:10 verdünnt, zu empfehlen; aber das ist alles nichts gegen die homöopathisch potenzierte Arznei! Und ebenso Arnika. Im Volksmund wird es auch als Fallkraut bezeichnet, seine Anwendung bei Verletzungen ist schon lange bekannt. Es erstaunt immer wieder, wie rasch sich die Blutergüsse aufsaugen lassen durch einige Gaben von Arnika in Hochpotenz (C 200).

Selbst bei schweren Schädelverletzungen mit inneren Blutungen kann man manchmal erstaunliche Resultate sehen. Arnika ist die bekannteste Arznei, die gegeben wird bei Folgen von Unfällen, Quetschungen, Stoßverletzungen etc., die mit Blutergüssen einhergehen. Auch hier wirkt die potenzierte Arznei viel kraftvoller als ein äußerlich aufgetragener Arnikaschnaps.

Der wichtigste Unterschied zwischen Pflanzentherapie und Homöopathie liegt aber in den verschiedenen Anwendungsprinzipien: Während die meisten Pflanzenextrakte, Tees usw. nach dem Prinzip des Gegenteils angewandt werden (Salbeitee gegen Schwitzen, Kamille gegen Entzündungen) werden homöopathische Arzneien nach dem Prinzip der Ähnlichkeit eingesetzt: Es wird eine Arznei gegen, die in der Lage ist, am gesunden Menschen ein ähnliches Zustandsbild zu provozieren, wie es der Kranke hat.

In der Arzneimittelprüfung am Gesunden erzeugt Arnika ein Wundheits-, Lähmungs- und Zerschlagenheitsgefühl am ganzen Körper, der Prüfer fühlt sich wie zerschlagen. Da ein Kranker nach einer Verletzung sich ähnlich fühlt, wird ihm dann Arnika in potenzierter Form helfen können.

Außerdem wird bei einem Tee eine materielle Dosis eingenommen, während die homöopathische Arznei durch ihr Herstellungsverfahren — mittels Verdünnen und Verschütteln — nicht auf der materiellen, sondern auf einer Ebene der »Information« oder »Energie« wirkt.

Ganzheitliche Medizin

Oft wird mir die Frage gestellt: »Wissen Sie einen homöopathischen Nerven- oder Frauen- oder Hautarzt?« Die Antwort auf diese Frage müßte eine Belehrung darüber sein, was Homöopathie eigentlich ist. Was ist der Sinn jeder Medizin überhaupt? Selbstverständlich kranke Menschen gesund zu machen! Da beginnen die verschiedenen Standpunkte und Ansichten. Was ist denn der Mensch, wie sehe ich den Menschen?

Die moderne Schulmedizin, die sich den Naturwissenschaften verpflichtet fühlt (Physik, Chemie), sieht den Menschen vom Standpunkt der Materie: Nur was ich beobachten kann, was ich abwägen und messen kann und im Experiment immer wieder nachprüfen kann, ist wichtig, und nur das zählt. Alles andere kann ich nicht »wissenschaftlich« nachweisen.

Bitte, wer kann die Frage beantworten, was denn eigentlich »Wissenschaft« sei? Die moderne Medizin betrachtet den Menschen als (komplizierte) physikalisch-chemisch-kybernetische Maschine, und auch Krankheiten werden daher versucht, mit Maschinendenken zu lösen. Wenn ein Stoff im Körper zuviel gebildet wird (Cholesterin), muß die Produktion gedrosselt werden, wenn im Körper ein Stoff zu wenig vorkommt, muß er von außen — wie das Benzin im Motor — zugeführt werden (Eisen, Vitamine, Sexualhormone, Östrogene, Schilddrüsenhormon etc.).

Wenn ein Körperteil alt und abgenützt ist, trachtet man, ihn austauschen zu können (Hüftgelenk, Herzklappen), wenn etwas verengt ist, muß es erweitert werden (Herzkranzgefäße), wenn etwas zu weit ist, muß es verengt werden usw. Auch das Gehirn betrachtet man als komplizierten Computer.

So viele Vorteile diese Medizin auch bringen kann, in ihrem Denken ist es ein Denken in materiellen Ebenen. Ein Merkmal der Materie ist ihre unendliche Teilbarkeit.

Ich kann die Materie in immer kleinere Bestand- und Einzelteile zerlegen. So ist es nur logisch, wenn sich in unserer Medizin Spezialfächer entwickeln, und so der Mensch auch in seine Einzelteile zerlegt wird.

Der Zahnarzt sieht nur die Zähne, daß aber um die Zähne rundherum ein Mensch ist, kann er vergessen. Ein Hals-Nasen-Ohrenarzt, den ich während meiner Spitalsausbildung wegen eines Magengeschwüres zu betreuen hatte, sagte auf seinen Hals zeigend, bis hierher kenne ich mich aus, alles, was darunter ist, davon verstehe ich nichts! Umgekehrt gibt es Spezialisten, die sich wieder nur mit dem After beschäftigen, die sogenannten Proktologen.

Jeder Körperteil erfordert heute eine Spezialbehandlung und dadurch eine Spezialausbildung. Man weiß von einem kleineren Teil immer mehr, bis man — überspitzt formuliert — von nichts alles weiß. Man kann aber auch einen anderen Standpunkt einnehmen und den Menschen in seiner Ganzheit sehen, nämlich als Individuum.

Individuum ist ein lateinisches Wort und hat mit unteilbar zu tun. Der Mensch ist eben nicht nur ein in seine Bestandteile Zerlegbarer, er ist gleichzeitig ein Unteilbarer, eine Ganzheit, eine untrennbare geistig-seelisch-körperliche Einheit. Die Homöopathie versucht, den Menschen von diesem Standpunkt der Einheit zu sehen.

In der modernen Schulmedizin werden heute viele Krankheiten als psychosomatisch betrachtet. Das bedeutet, daß in der Entstehung von Krankheiten das Seelische eine ursächliche Rolle spielt. Auch diesen Standpunkt nimmt die Homöopathie nicht ein.

Wenn jemand z. B. einen schweren Schicksalsschlag erleidet oder eine schwere seelische oder körperliche Mißhandlung, wird jeder sehr verschieden darauf reagieren. Einer kann ein Unglück besser verkraften als ein anderer: Es ist immer der Mensch als Einheit, der entscheidet, ob dieses oder jenes geistige oder seelische oder körperliche Geschehen zur Ursache von Krankheit wird oder nicht.

Es muß in uns eine höhere Instanz vorhanden sein, die entscheidet, ob das zur Ursache von Krankheit wird oder nicht. Wenn ein paar Leute im Regen stehen und nasse Füße bekommen, wird einer eine Blasen-, ein anderer eine Nebenhöhlenentzündung bekommen, ein Dritter einen Asthmaanfall, ein Vierter vielleicht Depressionen, und einigen wird das gar nichts ausmachen. Natürlich sind die nassen Füße eine Ursache, aber das erklärt nicht, warum gerade dieser Mensch diese Krankheit als Folge bekommt und nicht eine andere. So hat jeder von uns seine eigenen »schwachen« Punkte und Anfälligkeiten.

Wir können sagen, das ist unsere »Veranlagung« oder vornehmer ausgedrückt, das ist in unserem genetischen Code verankert. Eigentlich beruhen die meisten unserer Krankheitsanlagen, bis hin zu psychischen Verhaltensweisen, auf dieser uns angeborenen Grundlage.

Die homöopathische Medizin ist als einzige mir bis jetzt bekannte Methode in der Lage, den Menschen auf dieser tiefen Ebene zu erreichen, und kann sie auch diese grundlegende Veranlagung beeinflussen und auch chronische Krankheiten heilen. Hier kann die Schulmedizin nur selten helfen.

Und weil der Mensch eine Einheit, eine Ganzheit darstellt, kennt die Homöopathie keine Aufspaltung in einzelne Fachbereiche. Der Kranke muß immer als Ganzheitlicher behandelt werden, ganz egal, ob er eine Haut- oder Lungenerkrankung oder eine Depression hat. Ein Facharzt für Hautkrankheiten, der sich auf Hautheilkunde spezialisiert hat, wird natürlich in seiner Praxis hauptsächlich Hautpatienten sehen, aber wenn es um die homöopathische Behandlung geht, muß immer der ganze Patient gesehen werden.

Auch die homöopathische Arznei wirkt dann nicht »auf die Haut«, sondern immer auf die Einheit des Menschen, und dadurch wird dann auch die Krankheit besser!

Der Mensch ist, abhängig vom Standpunkt, sowohl Materie als auch Individuum. Er ist immer beides zugleich. Deshalb muß es verschiedene Wege in der Behandlung, verschiedene Wege und Möglichkeiten des Arztseins geben.

Literaturhinweis:
Artur Braun: Methodik der Homöotherapie; Johannes Sonntag Verlag, Regensburg.

Diätetik

Um eine Krankheit homöopathisch heilen zu können, ist der Arzt darauf angewiesen, die Symptome des Patienten so natürlich wie möglich erfahren zu können. Die Homöopathie gibt zur Heilung Arzneien, die am Gesunden in der Arzneimittelprüfung ähnliche Symptome erzeugt haben, wie die, die jetzt der Kranke hat. Das kann der Arzt nur feststellen, wenn die Symptome des Patienten nicht bereits durch andere Medikamente verfälscht und verändert sind. Deshalb soll während einer homöopathischen Behandlung auch alles vermieden werden, was in der Nahrung arzneilich wirken könnte. HAHNEMANN schreibt in seinem »Organon der Heilkunst«: »Bei der so nötigen Kleinheit der Arzneigaben ... ist es begreiflich, daß in der Kur alles Übrige aus der DIÄT und LEBENSORDNUNG entfernt werden müsse, was nur irgend arzneilich wirken könnte ...«

Er schreibt weiter, gerade bei chronisch Kranken sei es wichtig, daß auch die Ernährung besprochen wird. Er schreibt: »Für chronisch Kranke sei daher die sorgfältige Aufsuchung solcher Hindernisse der Heilung umso nötiger, da ihre Krankheit durch dergleichen Schädlichkeiten und andere krankhaft wirkende, oft unerkannte Fehler in der Lebensordnung gewöhnlich verschlimmert worden war: Kaffee, chinesischer Tee, Kräutertee (Pfefferminze, Kamille), hochgewürzte Speisen, Saucen, Vanille, Petersilie, Sellerie, Zwiebel, Kräuteressig, alter Käse usw.« Diese angeführten Nahrungsmittel (eigentlich sind es Genußmittel!) sollten während einer homöopathischen Kur vermieden werden, damit die homöopathische Arznei richtig wirken kann.

Auch stark riechende Aromaöle können die Wirkung einer homöopathischen Arznei aufheben. Deshalb dürfen während einer Behandlung keine Duftlampen in Betrieb genommen werden oder Pfefferminzöle angewendet werden. Beliebt ist die Brusteinreibung der Kinder mit stark riechenden Balsamstoffen, auch diese können die Wirkung eines gleichzeitig gegebenen homöopathischen Mittels aufheben. Manchmal wird eine Grippevorbeugung empfohlen mit täglich 1 Tropfen

Camphora rubini in der Urtinktur. Das soll nur gemacht werden, wenn der Patient nicht gleichzeitig andere Arzneien einnehmen muß. Wenn man über Ernährung spricht, muß man streng unterscheiden zwischen der ständigen Dauerernährung und einer Diät bei bestimmten Krankheiten. Bei einer Diät ist zwischen einer kurmäßigen, kurzfristigen Anwendung (1 bis 4 Wochen) und einer längerfristigen Einhaltung zu unterscheiden. Recht gut ist eine homöopathische Behandlung mit einer Fastenkur zu kombinieren. Es gibt zur Vorbeugung von Krankheiten nichts besseres als eine regelmäßig durchgeführte Fastenkur! Nichts entschlackt den Organismus besser.

Von allen Fastenkuren, die ich bis jetzt kennengelernt habe, halte ich am meisten von der Milch-Semmel-Kur nach F. X. MAYR. Herr Dr. Mayr hat seine Kur sehr genau ausgetüftelt, er hat sich ein Leben lang fast nur mit dem Darm und den Auswirkungen eines geschädigten Darmes befaßt. Deshalb muß die Mayrkur genau so eingehalten werden, wie sie beschrieben wurde. Viele glauben, es genüge, nur Milch und Semmeln zu essen und etwas Bittersalz zu trinken. Das ist einfach zu wenig und bringt selten Erfolg.

Die zweite gute Fastenkur ist die von Herrn BREUSS angegebene, aber hier würde ich eine reine Rohkostdiät vorziehen, weil dabei auch Ballaststoffe anfallen. Bei allen schweren Krankheiten bewährt sich eine Rohkostdiät. Ein berühmter Schweizer Arzt, der auch gute Erfolge bei Krebskrankheiten hat, sagte mir einmal, »meine Erfolge haben erst angefangen, als ich die Patienten von der Rohkost überzeugen konnte«.

Dieser Gedanke hat schon was für sich, schließlich ist der Mensch das einzige Lebewesen auf der Erde, das seine Nahrungsmittel kocht oder erhitzt. Wie jeder Mensch zur Gesundung eine persönliche Arznei braucht, so gibt es auch keine für alle Menschen gleich gültige Ernährungsform.

Wie ein Paar Schuhe nicht jedem paßt, und jeder seine eigenen braucht, genau so hat jeder seine eigenen Eßbedürfnisse. Der eine braucht Fleisch und der andere nicht. Unbestritten ist natürlich die Tatsache, daß wir alle zu viel Fleisch essen. Hinweisen möchte ich in diesem Zusammenhang auf die Eiweißspeicherkrankheiten.

Ein deutscher Forscher (L. Wendt) hat herausgefunden: Wenn wir zu viel Eiweiß zu uns nehmen, wird es in unserem Bindegewebe und in den Wänden der Blutgefäße gespeichert.

Die tägliche Eiweißzufuhr sollte 1 Gramm pro Kilo Körpergewicht nicht überschreiten. Also sollte ein 70 kg schwerer Mensch nicht mehr als 70 g (= 7 dag) Eiweiß/Tag zu sich nehmen. Eiweiß ist besonders im Fleisch, Fisch, in Soja, Wurst, Käse und Milchprodukten enthalten. Aus dieser Menge läßt sich leicht berechnen, daß die meisten von uns viel zu viel davon essen. Dieses überschüssige Eiweiß wird in den Wänden der Blutgefäße abgelagert und führt letztendlich zur Verkalkung.

Sehr leicht läßt sich dies bei zuckerkranken Patienten zeigen: gefürchtet sind dabei die Erblindung, der Herzinfarkt, der hohe Blutdruck, Nierenversagen, Nervenstörungen. Alle diese Erkrankungen sind nicht Störungen des Zuckerhaushaltes, sondern Blutgefäßerkrankungen. Was dürfen Zuckerkranke fast beliebig essen? Eben Fleisch, Wurst, Käse etc. Deshalb lassen sich diese Komplikationen leicht aus dieser Ernährungsweise, die zu den Eiweißspeicherkrankheiten führt, erklären. Mit einer Eiweißfastenkur lassen sich viele Blutdruckmedikamente einsparen.

Liebe Leserinnen und Leser, Sie sehen, bei schweren und chronischen Erkrankungen genügt es meistens nicht, nur eine homöopathische Arznei zu geben, hier muß auch in der Ernährung und in der Lebensordung nach störenden Einflüssen gesucht werden.

Das Eiweißfasten

Gerade in der Behandlung von hohem Blutdruck, Arterienverkalkung, Sklerose der Herzkranzgefäße, in der Folge Herzinfarkt, Gehirnverkalkung usw., genügt nicht die Gabe homöopathischer Arzneien allein, es müssen auch die Umstände, die zu diesen Krankheiten führen, mit verändert werden.

Nach Samuel Hahnemann, dem Begründer der Homöopathie, muß der Arzt nicht nur die richtigen Arzneien geben, er muß auch die »Hindernisse der Genesung« wegräumen.

Es gibt kein einziges schulmedizinisches Medikament auf der Welt, das den hohen Blutdruck heilen kann. Es gelingt zwar, mit verschiedenen Mitteln den Blutdruck zu senken, was aber keiner Heilung entspricht. Die Ursache für erhöhten Blutdruck und der daraus entstehenden Folgekrankheiten ist eine Verstopfung der feinsten Blutgefäße, Kapillaren genannt.

Ich war bei einem berühmten Schweizer Homöopathen zu Gast, der mir erklärte, seine Erfolge bei Herzinfarkt, Krebs oder Rheuma haben nicht nur mit Arzneien zu tun, sondern seien oft von der Ernährung abhängig. Wenn die Blutgefäße verstopft sind, muß der Körper den Druck erhöhen, um den Blutstrom durchzubringen. Eine wirksame Behandlung kann nur darin liegen, diese Verstopfung der Blutgefäße wieder rückgängig zu machen.

Und nun zum Eiweiß. Wenn wir ein bißchen nachrechnen, bemerken wir, wieviel Eiweiß wir täglich zu uns nehmen: Fleisch, Fisch, Eier, Milch, Käse, andere Milchprodukte wie Sauermilch, Buttermilch, Joghurt, Wurst, Schokolade, Soja usw. Oft wird gesagt, daß Eiweiß im Körper nicht gespeichert wird und daher täglich mit der Nahrung zugeführt werden soll. Der deutsche Forscher, L. Wendt, hat herausgefunden, daß Eiweiß doch im Körper gespeichert wird und sich fatal auswirkt. Auch bei der Alzheimerschen Erkrankung lassen sich Eiweißablagerungen im Gehirn feststellen. Zuckerkranken Patienten, die wenig Kohlenhydrate und Fett essen sollen, sagt man, sie dürften fast unbeschränkt Eiweiß zu sich nehmen. Nun leiden gerade Diabetiker in der Folge an Blutgefäßerkrankungen.

Das gefürchtete Raucherbein kommt heute kaum mehr bei Rauchern, sondern viel häufiger bei Diabetikern vor! Bei der diabetischen Neuropathie, einer Nervenstörung, handelt es sich um eine Durchblutungsstörung der Nerven. Alle Komplikationen der Zuckerkranken sind eigentlich Erkrankungen der Blutgefäße: die Veränderungen am Auge, die zur Blindheit führen können, die Nierenschädigung, das vermehrte Auftreten von Herzinfarkt, Gehirnverkalkung usw.

Nun werden gerade Diabetiker verzweifelt fragen, ja was darf ich dann noch überhaupt essen? Kohlenhydrate und Fett verbietet mir mein Hausarzt und jetzt auch noch Eiweiß?

Es geht nicht darum, die Milchprodukte und das Fleisch zu verbieten. Es ist wie bei allem die Menge entscheidend. Wir alle haben in den letzten Jahren meist zuviel dieser Produkte gegessen, das Blut wird zu dick. Jeder kann das an seinem Blutbild überprüfen. Es gibt einen Wert, der die Dicke des Blutes anzeigt, der Hämatokritwert (HKT), der beim Gesunden nicht über 40 sein soll. Jeder Wert über 50 bedeutet Gefahr.

Fleisch und Milchprodukte müssen nicht vom Speiseplan gestrichen werden, weil sie schädlich sind, sondern weil wir zuviel davon gegessen haben. Kranke und auch Gesunde, die etwas zur Vorbeugung tun wollen, sollten einmal eine Zeit lang kein Eiweiß zu sich nehmen.
Es ist natürlich verwirrend, verschiedene Diätvorschriften zu lesen, in jeder Zeitschrift und Illustrierten wird etwas anderes geschrieben und jeder behauptet, die gleich guten Erfolge zu haben, mit genau entgegengesetzten Diätangaben.

Außerdem gibt es bestimmt kein einziges Nahrungsmittel auf der Erde, von dem nicht schon irgend jemand behauptet hat, es sei schädlich. Beim Eiweiß schadet nur die Menge. In unserer Zivilisation haben wir uns leider angewöhnt, zuviel Fleisch, Wurst und Käse zu essen.

Deshalb sollten wir für einige Wochen im Jahr auf diese Produkte verzichten, um die Überschüsse im Körper abzubauen. Alle Gefäßerkrankten und Diabetiker profitieren davon! Für diese Kur bieten sich die Sommermonate an, in denen wir eine Eiweißfastenkur leichter durchführen können, da der Garten voll mit frischen Früchten und Gemüse ist. Achten Sie bitte darauf, daß Obst und Gemüse biologisch gezogen sind.

Während der Kur muß man nicht hungern, eiweißfreie Nahrungsmittel kann man in beliebiger Menge essen, Kohlenhydrate und Fett sind erlaubt: Brot, Butter (hat wenig Eiweiß), Reis, Kartoffeln, Gemüse, Obst.
Natürlich ist es schwer, die Küche hier umzustellen, da Fleischspeisen einfacher zu kochen sind. Diabetikern würde gerade eine Rohkostkur nur mit Obst und Gemüse gut tun. Ich persönlich sehe sehr viel Sinn in dieser Kur, die der Entlastung der Blutgefäße dient.

Wenn Sie in der Küche in Verlegenheit kommen und nicht wissen, was Sie auf den Tisch stellen sollen, dann sei das Buch von L. Wendt und Susanne Petri Eiweißfasten mit vielen guten Rezeptbeispielen empfohlen.

Es hat in jeder Kultur bis heute Fastenperioden gegeben. Diese haben nicht nur religiösen Sinn, sondern auch eine ganz wichtige gesundheitliche Bedeutung. Ein Sprichwort sagt: »Von dem, was wir essen, lebt von einem Viertel der Organismus und von den drei Vierteln die Ärzte.«

Diese Eiweißeinschränkung ist ein Kompromiß, es ist kein echtes Fasten, sondern eine zeitbegrenzte Nahrungsumstellung, die vielen Kranken eine echte Hilfe bringen kann.

Literaturhinweis:
Wendt/Petrik: Eiweißfasten; Haug-Verlag.

Die Grenzen

Nachdem Sie, werte Leser, schon einiges über die homöopathische Behandlung verschiedener Erkrankungen gelesen haben, taucht auch die Frage nach den Grenzen dieser Methode auf. Bei welchen Krankheiten ist sie sinnvoll und bei welchen nicht?

Dr. Hahnemann schreibt in seinem Buch, Organon der Heilkunst: »Des Arztes höchster und einziger Beruf ist, kranke Menschen gesund zu machen, was man Heilen nennt.« Dem homöopathischen Arzt geht es also um die Heilung seiner Kranken. Jede Behandlung sollte auf Heilung angelegt sein, im Sinne der Wiederherstellung der Gesundheit. Wir alle wissen, daß das im täglichen Leben nicht so leicht ist, und manche Krankheiten sind einfach unheilbar.

Zu den homöopathisch gut behandelbaren Krankheiten, im Sinne der Heilbarkeit, zählen Krankheiten, die durch eine schwache Konstitution, durch »Veranlagung« bedingt sind. Das trifft besonders auf Kinder zu, weil hier vererbte Einflüsse noch eine große Rolle spielen: immer wiederkehrende akute Infektionen, Mandelentzündungen, Mittelohrentzündungen, Bronchitis, allergische Erkrankungen usw. Homöopathische Arzneien helfen sowohl bei den akuten Erkrankungen, sind aber auch in der Lage, die Infektionsanfälligkeit und -häufigkeit zu verbessern. Dazu werden meist die großen homöopathischen Konstitutionsmittel wie Sulfur oder Calcium carbonicum verabreicht. Die kleinen Patienten werden im Laufe der homöopathischen Behandlung stärker in ihrer Abwehrkraft.

Diese Arzneien sind natürlich keine Wundermittel. Einmal eine Arznei eingenommen, und der ganze Krankheitsspuk ist vorbei — so einfach geht es leider nicht. Die Kranken müssen meist einige akute Krankheitsschübe mit Hilfe homöopathischer Arzneien durchmachen, bevor die Abwehrkraft wirklich gebessert ist.

Natürlich profitieren auch Erwachsene, wenn sie unter häufig wiederkehrenden Infektionen leiden, aber bei Kindern sieht man den Erfolg viel schneller. Homöopathische Arzneien wirken nicht direkt auf unsere Körperorgane, da meist keine materielle Substanz in der Arznei anwesend ist, sondern indirekt über eine Stärkung der Lebenskraft. Das bedeutet, bei Krankheiten, die ganz plötzlich entstehen, bei akuter Lebensgefahr, in der Nähe des Todes, wo keine Zeit verstreichen darf und keine Zeit zum Wirken einer homöopathischen Arznei bleibt, da müssen andere medizinische Maßnahmen ergriffen werden. Jeder kann hier die segensreiche Wirkung des ärztlichen Notdienstes, des Rettungshubschraubers, der Intensivstationen ermessen. Diese ärztlichen Leistungen in der Akut- und Notfallmedizin dürfen auf keinen Fall geschmälert werden.

Aber auch hier könnte sich eine fruchtbare Zusammenarbeit ergeben, denn viele Probleme entstehen oft nach einer Akutbehandlung, wenn die Lebenskraft des Patienten weiter geschwächt bleibt.

Dr. Schlüren, ein deutscher Primararzt einer gynäkologischen Abteilung, der gleichzeitig Homöopath ist, konnte feststellen, daß sich viele Probleme nach Operationen durch rechtzeitigen Einsatz homöopathischer Medikamente verhindern lassen. Die Auswahl der Arzneien hängt natürlich von den auftauchenden Komplikationen ab.

Soviel kann allgemein gesagt werden, daß Arnica, als wichtigste Arznei bei Unfällen, Verletzungen auch nach Operationen angezeigt sein kann. Was hier gemeint ist, kann sehr schön am Beispiel eines Knochenbruches erklärt werden. Nach dem Unfall brauchen wir als erstes eine fachgerechte Versorgung des Bruches: Hier müssen die beiden Bruchenden wieder zusammengebracht werden, durch Einrichten und Ruhigstellen im Gips oder mittels unfallchirurgischer Operation. Die Ruhigstellung ist die Voraussetzung, damit der Bruch schnell verheilen kann.
Die wirkliche Heilung aber, das Zusammenwachsen der beiden Knochenenden (die Kallusbildung), das muß der Körper schon selbst zusammenbringen. Hier können wir sehr gut den Beinwell, Symphytum, zur Anwendung bringen.

Symphytum sorgt für eine gute Kallusbildung und kann Störungen des Knochenwachstums verhindern. Wir müssen immer fragen: Was muß der Arzt von außen tun und was muß der Patient von innen tun?

Was hängt von seiner Lebenskraft ab, damit er wieder gesund werden kann? Alle Störungen, die von innen kommen, die von der Lebenskraft abhängen, können homöopathisch beeinflußt werden. Der Chirurg sorgt für optimale Bedingungen, heilen muß der Organismus selber!

Es gibt Krankheiten, bei denen eine Selbstheilung nicht mehr möglich ist. Wenn im Körper ein Organ zugrunde gegangen ist und nichts mehr da ist, was noch zur Selbstheilung fähig ist, hat die Homöopathie ihre Grenze erreicht. Wenn bei der Zuckerkrankheit die Zellen der Bauchspeicheldrüse, die das zuckerabbauende Hormon Insulin erzeugen, zerstört sind, kann kein homöopathisches Mittel dieses Hormon ersetzen. Das muß dann von außen, in Form von täglichen Spritzen, zugeführt werden. Aber bis zur endgültigen Zerstörungen dieser insulinproduzierenden Zellen gibt es viele Vorstufen der Krankheit, was wieder von der Lebenskraft abhängt. Wenn bei einem Gelenk, im Verlauf einer schweren Arthrose, der Gelenkknorpel gänzlich zerstört ist, wird kein Homöopathikum diesen Knorpel wiederherstellen können. Ein großer Gallenstein wird sich kaum unter homöopathischer Therapie auflösen. Sie kann aber die Zusammensetzung der Gallensäfte normalisieren und eine weitere Steinbildung verhindern.

Das sind einige Möglichkeiten der Grenzen und des Zusammenwirkens zwischen modernder Schulmedizin und Homöopathie. Es ist zweifellos ein Kunstfehler, bei bestimmten Krankheiten die Homöopathie einzusetzen, es ist aber ebenso ein Fehler, bei vielen Krankheiten nicht zuerst die Möglichkeiten der Homöopathie auszuschöpfen

Was sich der Homöopath vom Patienten wünscht

SAMUEL HAHNEMANN (1755 — 1843), der Begründer der Homöopathie, verlangte von seinen gebildeten Patienten, daß sie sein Buch »Organon der Heilkunst« vor Antritt der Behandlung lesen.

Wenn ein Patient das Wesen und die grundlegenden Prinzipien versteht, ist es leichter möglich, aktiv zur Heilung beizutragen und Fehler in der Behandlung zu vermeiden.

Ätherische Öle heben die Wirkung auf

So wird z. B. die Wirkung vieler homöopathischer Arzneien durch stark riechende ätherische Öle aufgehoben. Ihr Kind wird wegen Husten mit Drosera z. B. behandelt, und Sie beklagen sich, die Arznei helfe nicht, aber Sie haben durch die Verwendung von Duftlampen mit Eucalyptusöl oder durch Einreibungen der Brust mit einem Hustenbalsam oder Latschenkieferöl die Wirkung der homöopathischen Arznei zunichte gemacht.

Als Brustwickel kommt am ehesten warmes Leinöl in Frage. Jedes stärker riechende Mittel, besonders die jetzt so modernen ätherischen Öle in Duftlampen, sollte nicht gleichzeitig mit homöopathischen Arzneien verwendet werden.

Homöopathische Mittel sind nicht »harmlos«

Durch das vielfältige Angebot an homöopathischen Mischpräparaten in den Apotheken behandeln sich viele Menschen immer häufiger selbst. Diese Haltung wird noch verstärkt durch die Meinung, bei homöopathischen Mitteln handle es sich um harmlose »Naturstoffe«. Bitte bedenken Sie, das von Patienten so gefürchtete Cortison ist auch ein Naturstoff, es ist eine körpereigene Substanz, die in höherer

Dosierung medikamentös verabreicht wird. Die Homöopathie verwendet Ausgangsstoffe, die zum Teil höchst giftig sind. Wenn Sie Mercurius solubilis bei Angina bekommen, ist das Quecksilber, ein Stoff, dessen schädigende Wirkung durch Umweltbelastung bekannt ist. Es kommt auch in amalgamhältigen Zahnplomben vor. Wenn Sie Aconit verwenden, ist der Ausgangsstoff die giftigste Pflanze, die in unserem Land wächst. Eine geringe Menge reicht aus, um ein Pferd zu töten.

Es gibt Patienten, die beim kleinsten Windhauch ihren Kindern sofort zur Vorbeugung Aconit geben. Man kann auch mit homöopathischen Arzneien Mißbrauch betreiben! Auch Belladonna ist nicht ungefährlich und Lachesis ist ein Schlangengift. Die Ausgangsstoffe sind oft keine harmlosen Kräuter, es werden auch chemische Stoffe oder sogar radioaktive Substanzen verwendet. Die schulmedizinische Wissenschaft sagt, wenn eine Arznei eine Wirkung hat, dann muß sie auch Nebenwirkungen haben.

Sie meint nun, da die homöopathischen Arzneien keine Nebenwirkungen haben, können sie auch keine Wirkungen zeigen. Eine eventuelle Wirkung könne daher nur auf Einbildung beruhen. Ärzte wußten immer, was heilt, das schadet auch.

Erst kürzlich war eine Patientin bei mir, die wegen ihrer Wechseljahrebeschwerden keine Hormone einnehmen wollte und statt dessen homöopathische »Wechseljahretropfen«, ein Komplexmittel, bekam. Bei der Patientin traten fürchterliche Schmerzzustände auf, Beschwerden, die sie vorher nicht kannte; sie überlegte noch, ob es von den Tropfen kommen könnte, meinte aber, sie seien harmlos und steigerte noch die Dosis. Es war einfach so, daß die Frau die falsche Arznei eingenommen hat und sie zu ihrem Leiden noch die Beschwerden der nicht passenden Arznei dazubekam. Gerade Wechseljahrebeschwerden lassen sich homöopathisch gut behandeln.

Ich habe in meiner eigenen Familie sehr negative Wirkungen durch Belladonna erlebt, weil es bei Fieberzuständen im konkreten Fall eben nicht die richtige Arznei war. Ich erwähne hier krasse Beispiele, die Homöopathie ist leider zu einem Gesellschaftsspiel geworden, wo man einfach irgendetwas einnimmt, was meist von Laienberatern vorgeschlagen wird. Die Ausgangsstoffe für homöopathische Arzneien sind also keine harmlosen Substanzen, erst durch die besondere Zubereitung über die Verdünnung und Verschüttelung geht die ursprüngliche Giftigkeit verloren. Aber sie werden dadurch weder harm- noch wirkungslos!

Homöopathie hat nichts mit Horoskop zu tun!

Ein weiterer Unfug breitet sich immer mehr aus, nämlich homöopathische Arzneien nach dem Horoskop einzunehmen. Jede astrologische Konstellation wird mit der »passenden Arznei« abgedeckt. Patienten müssen dann lange Listen mit den verschiedensten Medikamenten einnehmen, vieles davon auch in täglichen Hochpotenzen, die man eigentlich nur in seltenen Einzelgaben nehmen sollte. Hier wird mit dem Namen der Homöopathie eindeutig Mißbrauch betrieben.

Unsachgemäße Handhabung verschleiert das Krankheitsbild

Die Homöopathie muß sich heute nicht nur der Schulmedizin gegenüber verteidigen, sondern sich auch gegen Methoden abgrenzen, die versuchen, sie für sich zu vereinnahmen. Sei das nun von der Seite der Technik, der Esoterik oder der Astrologie.

Um eine Krankheit rasch heilen zu können, ist es nötig, daß der Arzt die Symptome der Krankheit in ihrer Natürlichkeit erkennen kann. Gerade bei Schmerzzuständen ist das oft schwierig.
Patienten sagen, »also wie die Schmerzen sind, kann ich Ihnen nicht sagen, denn wenn ich Schmerzen bekomme, nehme ich gleich eine Tablette ein.« Hier wird es für den homöopathischen Arzt oft unmöglich, die richtige Arznei zu finden. Immer öfter begegnet man Patienten, deren Krankheitsbild durch unsachgemäße Einnahme homöopathischer Mittel verändert ist, und auch hier ist es sehr schwierig, wirklich zu helfen.

Diese Dinge sollte ein Patient heute wissen, nicht um ihn zu verunsichern, sondern um ihn nicht einer echten Heilungsmöglichkeit zu berauben.

BEISPIELE AUS DER PRAXIS

Cholesterin

Cholesterin — ein Risikofaktor?

Natürlich, werden Sie sich denken, das ist doch keine Frage. Nirgends ist die Vorbeugung so wichtig wie bei den degenerativen Erkrankungen des Herz-Kreislaufsystems, die zur Verkalkung, zur Sklerose, führen. Deshalb werden Risikofaktoren gesucht, die in der Folge zu Herzinfarkt oder Schlaganfall führen können.

Die wichtigsten Risikofaktoren sind schon allgemein bekannt. Es ist das Rauchen, die üppige Ernährung, die zum Übergewicht führt, Stoffwechselstörungen wie erhöhtes Cholesterin, emotionale Konfliktsituationen, »Streß« usw. Wir wollen diesmal den Faktor Cholesterin näher untersuchen. Cholesterin hat in der medizinischen Bewertung einen ziemlichen Bedeutungswandel durchgemacht. Vor ca. 60 Jahren war es noch eine hochgeschätzte Substanz, damals haben Ärzte den Patienten Cholesterin gespritzt, um die Abwehrkraft zu steigern. Heute ist es zum Feindbild Nr. 1 geworden in der Bekämpfung der Gefäßverkalkung.

Das Cholesterin ist ein wichtiger Bestandteil unseres Organismus, der in jeder Körperzelle vorkommt. Besonders reichlich ist es im Gehirn, in den Nebennieren, in der Haut und den Eierstöcken vertreten. Es kommt auch im Blut in einer bestimmten Menge vor, was als Cholesterinspiegel gemessen wird.
Es hat bedeutende Funktionen im Körper: Es ist der Ausgangsstoff für wichtige Hormone (Nebennierenrinden- und Geschlechtshormone), in der Haut ist es die Grundsubstanz für das Vitamin D, das im Zusammenhang mit Licht gebildet wird. Es ist notwendig zur Abdichtung jeder Körperzelle, es ist wichtig für den Aufbau des Gehirns und des Nervensystems. Es hat weiters Beziehung zu den Gallensäuren.

Der Organismus ist in der Cholesterinerzeugung nicht auf die Zufuhr durch die Nahrung angewiesen, sondern die Körperzellen sind in der Lage, es selbst herzustellen.

Die Wirkung erstreckt sind auf den gesamten Organismus. Wie kompliziert die Vorgänge sind, erhellt unter anderem die Tatsache, daß oft krebskranke Patienten einen niedrigen Cholesterinwert haben! Mit der Nahrung nehmen wir Cholesterin hauptsächlich durch Eidotter und tierische Fette zu uns. Wie gesagt, können fast alle Körpergewebe selbst Cholesterin aufbauen, deshalb hat die Einschränkung des Cholesteringehaltes der Nahrung oft nur geringen Einfluß auf den Blutcholesterinspiegel, da der Organismus seine körpereigene Produktion steigert und dadurch eine verminderte Aufnahme durch die Nahrung ausgleicht.

Cholesterin ist also ein wertvoller Baustoff unseres Organismus, der bei einem Zuviel auch Schaden anrichten kann. Es ist ein Risikofaktor für die Gefäßverkalkung, und deshalb ist es auch berechtigt, es zu senken. Fettreiche Nahrung hat einen Einfluß auf den Cholesterinspiegel, und unsere übliche Ernährung ist zu fettreich, besonders durch unser Übermaß an Konsum von tierischem Fett und Fleisch!

Gerade die Fette mit den gesättigten Fettsäuren tragen zu dieser Überernährung bei. Das sind besonders: fettes Fleisch, fettes Geflügel, Speck, Schmalz, fette Milchprodukte wie Käse, Schlagrahm. Tierische Fette sind auch als »verstecktes Fett« in scheinbar mageren Nahrungsmitteln enthalten, wie Wurst, Mehlspeisen usw.

Deshalb ist es bei diesen Fettstoffwechselstörungen wichtig, seine Ernährungsgewohnheiten zu ändern und unserer vorwiegend sitzenden Lebensweise anzupassen. Abgesehen davon führt auch der erhöhte Anteil an Eiweiß zu einer massiven Schädigung der Blutgefäße, die z. B. beim Zuckerkranken auftreten können, durch diese Eiweißüberernährung mitbedingt. Deshalb bewährt sich bei vielen Gefäßkrankheiten die Eiweißfastenkur nach L. WENDT.

Der beste Ersatz der üblichen Ernährung geht in Richtung Vollwertkost unter besonderer Berücksichtigung der Zufuhr ungesättigter Fettsäuren. Diese kommen besonders in Leinöl, Distel-, Maiskeim- und Sonnenblumenkernöl und Fischen vor. Die Ernährungsumstellung ist sicher ein wichtiger Bestandteil der Vorbeugung dieses Risikofaktors. Die isolierte Maßnahme der Senkung des erhöhten Cholesterins wird heute oft überbewertet, es wird »Blutkosmetik«

betrieben, damit ja dieser Blutwert unter 200 mg% sinkt. Es ist sicher ein Faktor der Verkalkung, aber der bedeutet in dieser einseitigen Überbewertung ein Ablenken von anderen wichtigen Faktoren.

In der ganzheitlichen Betrachtung geht es nicht um die isolierte Senkung des Cholesterins, dahinter steht ja eine allgemeine Überlastung unserer Stoffwechselorgane, es geht dabei nicht nur um die Vermeidung der Cholesterinzufuhr: wir versuchen, durch die homöopathische Behandlung den Cholesterin- und Fettstoffwechsel in die Richtung zu steuern, daß der Patient diese Stoffe wieder richtig verarbeiten kann; daß der Organismus fähig ist, seinen Cholesterinstoffwechsel wieder richtig zu beherrschen.

Erhöhtes Cholesterin ist nicht ein einfaches Zuviel durch die Nahrung, es ist eine Störung des Gesamtstoffwechsels, und als Folge dieser Störung kann der Organismus sein Cholesterin nicht richtig abbauen, wodurch es zur Blutspiegelerhöhung kommt.

In der ganzheitlichen Betrachtung richtet sich der Blick nicht nur auf die Zufuhr von außen, sondern auf die dem erhöhten Cholesterin zu Grunde liegende Gesamtsituation des Stoffwechsels. Durch eine homöopathische Behandlung ist es möglich, diese Stoffwechselsituation zu verbessern. Diese Behandlung ist nur gezielt mit homöopathischen Einzelmitteln möglich, die der Arzt individuell, abgestimmt auf die Person des Kranken, auswählen muß.

Wichtiger als alle Risikofaktoren ist die Person mit ihrer Konstitution, die Krankheit ist immer die Antwort des Menschen auf die verschiedenen Risikofaktoren des Lebens.

Depression — eine Krankheit der Seele

Während frühere Generationen gegen Infektionskrankheiten kämpften, die in Epidemien auftraten, haben wir es heute mit psychischen Störungen zu tun, wobei gerade die Depression als moderne Epidemie auftritt. Das National Institute of Mental Health in den USA schätzte 1984, daß jeder 5. Amerikaner an einer psychischen Erkrankung leidet.
Das Bild der depressiven Hausfrau, die Pillen schluckt, ist heute weit verbreitet, auch unter der sonst gesunden Landbevölkerung. Jede Zeitschrift und Illustrierte gibt Tips, wie man die Depression wieder los wird, wobei allgemein geraten wird, diese Zustände nicht ernst zu nehmen, oder ihnen mit einem Gegenmittel wie Zerstreuung oder Beschäftigung zu begegnen.

Erst wenn der Zustand zu arg wird und die Depression »ernst« wird, dann ist man krank und braucht ärztliche Hilfe. Was sind die Symptome einer typischen depressiven Verstimmung? Häufig sind die ersten Anzeichen körperliche Symptome wie Müdigkeit, Verdauungsstörungen, Kopfschmerzen usw. Charakteristisch ist die allgemeine Lustlosigkeit, verbunden mit einem schwindenden Interesse an anderen Menschen. Man kann sich nicht aufraffen, irgend etwas zu tun, jede Aktivität fällt schwer.

Auffallend ist die ständige Müdigkeit, die jedes Interesse an der Welt, an der Familie, am Beruf lähmt. Das führt bei vielen Betroffenen zu einem Kaffee- oder Nikotinmißbrauch. Häufig ist diese Lustlosigkeit mit Geistesabwesenheit, Konzentrationsschwäche oder Vergeßlichkeit verbunden. In weiterer Folge wird auch die Körperpflege vernachlässigt, in der Umgebung häuft sich die Unordnung, man fühlt sich nicht mehr imstande, seinen Wohn- oder Arbeitsbereich in Ordnung zu halten. Jede Entscheidung fällt schwer. All das bietet das Bild eines chronischen Zerfallprozesses.

Der Schlafrhythmus ist gestört, der Kranke wacht früh am Morgen auf und kann abends nicht einschlafen. Besonders morgens fühlt er sich unwohl, unglücklich, lustlos, abends wird es besser. Es entsteht eine Art Betäubung, Lähmung der Gedanken und Gefühle.

Wenn die Depression fortschreitet, kann der Betroffene nur noch sitzen und gar nichts tun. Wir glauben meist, in der Depression fühlt sich der Kranke schrecklich verzweifelt oder hoffnungslos. Aber in der schweren Depression hat der Kranke meist keine Gefühle mehr, er empfindet nichts, es ist eine Verzweiflung, die nicht gespürt wird. Wir unterscheiden zwei Arten von Depression.

Bei der einen können wir einen äußeren Auslöser für diesen Zustand feststellen. Es handelt sich um Todesfälle, Trennungen usw. also Zustände, die mit der Bewältigung einer Trauer einhergehen. Hier schadet oft die Einnahme moderner Beruhigungsmittel, dadurch kann der Betroffene seine Trauer nicht bewältigen, weil sie einfach abgedämpft wird. Man hat keine Möglichkeit, damit fertig zu werden und landet dann in der Depression. Todesfälle sind hier nicht die wirkliche Ursache der Erkrankung, sie sind der letzte Auslöser, wie der sprichtwörtliche letzte Tropfen, der das Faß zum Überlaufen bringt.

Die zweite Art der Depression ist die weit rätselhaftere, hier finden wir keine auslösenden Faktoren, oder nur sehr geringfügige, über die jeder andere ohne Schwierigkeiten hinwegkommen würde. Oft kommen Frauen in den Wechseljahren in diesen Zustand, aber wir finden ihn bei Männern ebenso. Diese Form wird »endogene Depression« genannt, da sie völlig aus dem Inneren kommt.

In der modernen Medizin haben wir große diagnostische Fortschritte gemacht, was die Erkennung von Krankheiten betrifft. Das ist nicht immer gleichzusetzen mit einem besseren Verständnis der Krankheitsprozesse, noch weniger mit besseren Therapiemöglichkeiten. Man hält heute die Depression für stoffwechselbedingt und hat aus diesem Verständnis die modernen Medikamente entwickelt. Wir wissen, daß Nervenzellen verschiedene chemische Substanzen produzieren und mittels dieser Stoffe die Botschaften der Nervenzellen weitergeleitet werden. Diese Übermittlerstoffe regen die Nervenzellen entweder an oder hemmen sie.

Schwere Depressionen sind nach heutiger Ansicht die Folge einer Störung dieser Überträgerstoffe zwischen den Nervenzellen. Es ist interessant, daß auch Überempfindlichkeiten auf bestimmte Nahrungsmittel, also Nahrungsmittelallergien, schwere psychische Veränderungen bewirken können. Es gibt Kranke, die, wenn sie ein Nahrungsmittel essen, auf das sie allergisch sind, direkt mit einem depressiven Schub reagieren. Dazu paßt, daß viele schulmedizinische Medikamente sich von sogenannten Antihistaminika, also Arzneien gegen Allergien, ableiten lassen. Albert Einstein sagte einmal in bezug auf das menschliche Verhalten und die Leistung des Gehirns: »Wie kompliziert es ist! Um wieviel schwieriger ist doch die Psychologie, verglichen mit der Physik.«

Die schulmedizinischen antidepressiven Arzneien greifen in ein sehr empfindliches Gleichgewicht der chemischen Vorgänge im Gehirn ein. Die Natur arbeitet meist nicht so einfach, wie wir es uns erklären. Deshalb sind diese Medikamente oft nicht in der Lage, psychische Störungen wirklich zu heilen, außerdem haben sie oft schwere Nebenwirkungen, besonders wenn sie über längere Zeit eingenommen werden. Man sagt, daß bis zu 15 % der Menschen, die an schweren Depressionen leiden, Selbstmord begehen. Unter diesem Gesichtspunkt brauchen wir Arzneien, die in der Lage sind, diese schweren Zustände zu lindern.

Kann hier die Homöopathie eine Hilfe anbieten? Zuerst einmal muß festgehalten werden, daß wir Körper und Seele nicht trennen können, sie beeinflussen sich gegenseitig. Die richtige Arznei im homöopathischen Sinn beinhaltet körperliche und geistige Symptome. Es gibt psychische Symptome, die ihren Ursprung in bestimmten Stoffwechselstörungen des Körpers haben, deshalb ist es wichtig, den kranken Menschen ganzheitlich zu behandeln, was in der homöopathischen Medizin grundsätzlich geschieht.
Oft finden wir gleichzeitig bei depressiven Verstimmungen auch körperliche Störungen, gerade der Leberfunktion! So nimmt es kein Wunder, wenn in unserer Zeit der Umweltvergiftung unsere Leber immer mehr belastet wird, denn die Leber leistet ja die Hauptentgiftung unseres Körpers. Der in seiner Leberfunktion gestörte Mensch, der phlegmatische Lebermensch, ist ein eher ruhig bleibender Mensch,

der von bekümmernden Erlebnissen nur langsam loskommt und sie schwer verarbeitet. Er ist schwernehmend, eher ordentlich, gewissenhaft. Oft ist Depression der Ausdruck einer tiefsitzenden, ohnmächtigen Wut. Die Wut ist nicht ausgelebt, sondern unterdrückt. Die Homöopathie ist mit ihren Arzneien in der Lage, auf diese körperlichen und seelischen Hintergründe einzugehen. Wegen der Vielfalt an vorhandenen Möglichkeiten ist es nicht möglich, einzelne Arzneien anzuführen.

Warum bewältigen einige Menschen ihre Grundkonflikte und Herausforderungen des Lebens und andere nicht? Das sind die grundsätzlichen, konstitutionellen Veranlagungsprobleme der Menschen. Es ist der Grundtyp des Melancholikers, der dazu neigt, in diese Prozesse hineinzugeraten. Die Kräfte, die zur Depression führen, können auch schöpferisch sein; erst wenn sie nicht schöpferisch gestaltet werden können, wenden sie sich gegen die Person selbst und wirken so zerstörerisch.

Die ganzheitliche Sichtweise der Homöopathie mit Berücksichtigung von Geist-Seele-Körper kann zur Gesundung dieser Kranken wesentlich beitragen. Sie hilft den Betroffenen, die Depression als Entwicklungsphase durchzumachen, als Station des Lebensweges zu überwinden.

Die Wechseljahre der Frau

Bis vor kurzem wurden Beschwerden der Frauen in den Wechseljahren als gottgewollt hingenommen. Natürlich versuchte man, den lästigen Symptomen wie Schweißausbrüche und Hitzewallungen mit entsprechenden Tees entgegenzuwirken. Als Ursache der Wechseljahre nimmt man heute die verminderte Erzeugung der weiblichen Geschlechtshormone an, von denen das Östrogen das wichtigste darstellt. Der Organismus produziert weniger Hormone, wodurch sich verschiedene Fehlregulationen ergeben. Dieser Östrogenmangel bewirkt den (wohlgemerkt!) natürlichen Übergang von der geschlechtsreifen Frau, die Kinder gebären kann, zum Alter.

Gerade das Altwerden ist in unserer Zeit mit einer besonderen Problematik behaftet. Überall wird Jugend suggeriert, moderne Werte sind jugendliches Aussehen, Dynamik, Anpassungsfähigkeit, Sportlichkeit; die moderne Freizeitindustrie fördert Konsumdenken und -verhalten, als ob man dadurch seine Jugendlichkeit bewahren könnte.

Wundermittel Hormone

Nun ist die moderne Chemie und pharmazeutische Industrie in der Lage, diese Hormone künstlich zu erzeugen, wodurch wir glauben, dem alten Mythos des Jungbrunnens in greifbare Nähe gerückt zu sein.

Schon Nestroy wußte: »Lang leben will jeder, aber altwerden will keiner«. Wir glauben, mit Hilfe dieser Hormone der Natur ein Schnippchen schlagen zu können und damit das Altern hinauszuschieben. Unter Ärzten macht sich schon der Ruf breit, es sei ein Kunstfehler, heutzutage Frauen in den Wechseljahren die Hormone vorzuenthalten, da damit nicht nur die lästigen Beschwerden vermindert würden, sondern auch dem Gebärmutterkrebs oder der Osteoporose vorgebeugt werden könnte. Das letzte Wort ist darüber sicher noch nicht gesprochen, und ich möchte Prof. Frederic VESTER zu diesem Tema zitieren: »Die aus Modellversuchen am Tier bekannte Schaffung einer Neigung zur Krebserkrankung durch Störung der Regulation zwischen Hirnanhangdrüse und Keimdrüse läßt daher auch jeden hormonellen Eingriff von außen, soweit er die zum großen Teil noch unbekannten Regelzentren eines Organismus durcheinanderbringt, verdächtig erscheinen.«

Ungefähr zwei Drittel aller Frauen leiden unter ihren Wechselbeschwerden. Die ersten Anzeichen des bevorstehenden Wechsels, der bei den meisten Frauen so um das 50. Lebensjahr eintritt, machen sich schon einige Jahre vorher bemerkbar. Es treten unregelmäßige Regelblutungen auf, oft kommt es auf Grund der hormonellen Umstellung zu Dauerblutungen.

Die meisten vegetativen oder psychischen Störungen treten nach Beendigung der Blutungen auf. Auch diese Störungen können Jahre dauern. Am häufigsten sind Hitzewallungen und Schweißausbrüche. Daneben finden sich Schwindel, Herzklopfen, Schlaflosigkeit, Angstgefühle, aber auch Depressionen, Abnahme der Leistungsfähigkeit, Vergeßlichkeit, Reizbarkeit, Antriebsschwäche. Dauerblutungen sind in diesem Lebensabschnitt eher selten.

Es treten auch Schleimhautveränderungen auf, die oft beim Geschlechtsverkehr zu einer lästigen Trockenheit führen können.

Homöopathie hilft

Wenn diese Wechseljahrveränderungen, die auf einer Einstellung der Hormonproduktion durch die Eierstöcke beruhen, vor dem 43. Lebensjahr auftreten, sprechen wir von einem vorzeitigen Wechsel. Alle diese genannten Beschwerden sind einer wirksamen homöopathischen Behandlung zugänglich. Ein Nichtansprechen auf homöopathische Therapie wurde evtl. bei Patientinnen beobachtet, denen beide Eierstöcke operativ entfernt wurden. Hier liegt eben keine natürliche Situation vor. Homöopathisch behandelte Frauen fühlen sich meist frisch und leistungsfähig.

Neben einem homöopathischen Medikament spielen auch noch die Ernährung und Bewegung eine wichtige Rolle. Gesunde Ernährung,

Frischkost, Vollwertkost, die eine Entlastung für die Leber darstellt, neben einer Verminderung des Kaffee- und Alkoholverbrauches (besonders Rotwein) sind wichtig.

Wenn viel über Umweltverschmutzung geredet wird, wird meist übersehen, daß gerade das Rauchen eine besonders intensive Form der Innenraumverschmutzung darstellt. Niemand altert so schnell wie Raucherinnen!

Daneben spielt ein vernünftiges Kreislauftraining (Kneipp-Anwendungen, Bürstenmassagen, Kneipp-Turnen, bitte nützen Sie die entsprechenden Angebote), Schwimmen, Wandern, gerade in diesem Lebensabschnitt eine wichtige Rolle.

Die Gesamtpersönlichkeit ist wichtig

Zu den homöopathischen Medikamenten muß in erster Linie wieder auf den Arzt verwiesen werden, der eine Arznei für die Gesamtpersönlichkeit aussuchen muß.
Gerade spezielle Wechseljahrbeschwerden (Depressionen, hoher Blutdruck, Migräne etc.) können nur durch eine gezielt verordnete Arznei behoben werden, und Selbstversuche homöopathischer Art sind nicht angezeigt. Ich möchte Ihnen aber eine Arznei vorstellen, die dann eingesetzt werden kann, wenn folgende Symptome vorhanden sind:

JABORANDI in der D6 zweimal 5 Globuli tgl. bei abnormalem Schwitzen, plötzlichen, heftigen Schweißausbrüchen, mit Rötung der Haut vor allem im Gesicht, Ohren und Hals und Hitzewallungen. Verbunden mit diesem Schwitzen ist eine Wasseransammlung im Munde, auch der Speichel fließt reichlich. Es kommt zu einer nervösen Erregung wie bei Schilddrüsenüberfunktion mit Herzklopfen und Angstgefühl, beschleunigtem Puls, nervösen Herzbeschwerden, Zittern.

Oft sind diese Zustände von Übelkeit begleitet, besonders beim Sehen auf sich bewegende Gegenstände (beim Autofahren). In der Homöopathie ist Jaborandi auch ein wichtiges Augenmittel, es kann vorbeugend bei Augenoperationen gegeben werden, das bedarf aber der ärztlichen Rücksprache.

Heißer Tip: Schwefel

Eine der häufigst verwendeten Arzneien in der homöopathischen Medizin ist SULFUR, der Schwefel. Homöopathische Arzneien werden nie auf Grund einer klinischen Diagnose (wie z. B. Wechseljahrbeschwerden), sondern auf Grund eines Gesamtsymptombildes verschrieben. Oft entspricht gerade der Schwefel den Symptomen der Patientinnen unserer heutigen Zeit. Besonders treffen wir auf Hitzewallungen, meist nachts mit Schweißausbrüchen. Auch die Hände sind heiß und schweißig, die Fußsohlen brennen und müssen unter der Bettdecke ausgestreckt werden, um sie abzukühlen. Nachtschweiß tritt auch im Nacken und am Hinterkopf auf. Typisch für Sulfur ist der Katzenschlaf: Die Patientin erwacht häufig und ist sofort hellwach. Das geringste Geräusch weckt auf, der Schlaf ist sehr oberflächlich. Lebhafte Träume besonders im Liegen auf dem Rücken, evtl. Schlaflosigkeit zwischen 2 und 5 Uhr.

Der Schwefel ist vulkanischen Ursprungs. Das Merkmal des Vulkans ist das Herausbefördern verschiedener Materialien aus dem Erdinneren an die Oberfläche. So wirkt auch der Schwefel im Körper. Er befördert unsere Schlackenstoffe an die Oberfläche. Er ist das große Reinigungsmittel und Reaktionsmittel, wenn die Lebenskräfte darniederliegen. Sulfurmenschen sind selten frei von Hautproblemen. Meist besteht ein Jucken oder Brennen, das in der Wärme schlimmer wird: durch Sonne, unter der Bettdecke, durch Erhitztwerden. Die Haut ist trocken und schuppig, oder es besteht ein juckendes Ekzem.

Sulfur ist weiters ein wichtiges Mittel bei Venenstauungen, häufig sind diese mit einem Ekzem verbunden. Der Kontakt mit Wasser verschlechtert das Brennen oder den Juckreiz. Das Mittel hilft bei den verschiedensten Atembeschwerden, die Patientin möchte das Fenster weit offen haben, sie braucht viel frische Luft. Im Seelischen ist die Frau meist sehr gereizt, eher deprimiert und klagt über ausgesprochene Vergeßlichkeit.

Sie kann sehr aktiv sein und hat meist einen Tiefpunkt vormittags gegen 11 Uhr; da wird sie entweder müde oder bekommt einen Hunger und muß eine Kleinigkeit essen. Oder die Patientin ist den ganzen Tag müde und zu schlaff, um sich aufzuraffen.

Sulfur ist hier in der Lage, das gestörte Gleichgewicht wieder herzustellen und die Wechseljahrprobleme zu beheben. Es ist natürlich nicht das Heilmittel für jede Frau. Es wurde als Beispiel ausgewählt, um zu zeigen, daß in der Homöopathie nicht ein einzelnes Symptom behandelt wird, sondern das Gesamtbild der Patientin berücksichtigt werden muß. Erst dadurch kommt es zum Ausgleich des gesamten Energiehaushaltes, was die erwünschte Besserung bringt. Der homöopathische Arzt ist in der Lage, durch eine gezielte konstitutionelle Behandlung gerade in Problemfällen eine echte Alternative anbieten zu können.

Die Wechseljahre der Frau stellen einen von der Natur eingerichteten Vorgang dar. Diese Lebensperiode kann nur gemeistert werden durch ein Annehmen der damit verbundenen Abläufe, was oft seelisch und körperlich nicht einfach ist. Stärkere Beschwerden sind nicht naturgewollt, sondern krankhaft und können gerade homöopathisch wirksam behandelt werden.

Osteoporose

Vor einigen Jahren war das Thema Cholesterin sehr in Mode, jetzt ist es die Krankheit der Knochenentkalkung, die besonders Frauen jenseits der Wechseljahre betrifft.

Die Osteoporose ist eine Krankheit, bei der sich die Knochensubstanz krankhaft vermindert. Die Knochen unseres Körpers sind kein statisches Organ, das ein für allemal starr dasteht, die Knochen sind höchst lebendig, in ihnen findet ein ständiger Auf- und Abbau statt.

Früherkennung besonders wichtig!

Ungefähr mit 30 Jahren hat der Mensch seine größte Knochenmasse, in späteren Jahren überwiegt der Knochenabbau, sodaß im Alter die Knochensubstanz immer weniger wird. So hat ein 80jähriger nur die Hälfte der Knochensubstanz, die er als 30jähriger hatte. Deshalb werden Menschen im Alter kleiner und oft buckliger. Dieser Knochenabbau geht bei Frauen rascher als bei Männern.

Wie schnell ein Knochen abbauen kann, merkt jeder, der sich ein Bein bricht und für einige Wochen einen Gips bekommt.

Bei einer Röntgenuntersuchung wird das ruhiggestellte Bein viel weniger Knochensubstanz aufweisen, was durch eifrige Bewegung nach Gipsabnahme bald ausgeglichen wird. Damit wird klar, daß Bewegungsmangel und sitzende Lebensweise einen wichtigen Faktor beim Knochenschwund darstellt! Die Ursachen für den vermehrten Knochenabbau sind vielfältig.

Interessant ist auch ein Blick auf die verschiedenen Theorien der Ursachen der Osteoporose und der mit diesen Theorien verbundenen Behandlungsvorschläge. Vor 40 Jahren sah man hinter dieser Krankheit eine Störung im Eiweißaufbau des Knochens. Vor 30 Jahren stand der Kalziummangel im Vordergrund und man behandelte mit Kalziumtabletten. Vor 20 Jahren wurde Fluor aktuell; Fluorid wird im

Skelett abgelagert und in den Knochen eingebaut. Dadurch erhöht sich der Mineralstoffgehalt des Knochens, dieser neugebildete Knochen ist zwar sehr hart und fest, aber leider strukturell schwach. Einige Patienten bekommen Schmerzen, am meisten bei Belastung in den Knien und Sprunggelenken, die verschwinden, wenn die Fluortabletten abgesetzt werden.

Vor 10 Jahren kam man in der Osteoporosebehandlung auf die Kombination von Kalzium und Fluor. In letzter Zeit wird verstärkt auf die Rolle der weiblichen Geschlechtshormone, der Östrogene, bei der Entstehung der Osteoporose hingewiesen. Weibliche Geschlechtshormone werden deshalb von Frauen immer häufiger eingenommen, um dieser Krankheit vorzubeugen. Der Knochenverlust ist besonders hoch um die Zeit der Wechseljahre.

Betroffen sind Frauen, die früh in den Wechsel kommen, wobei es auch sein kann, daß Frauen, die an Osteoporose leiden, dadurch früher in die Wechseljahre kommen. Eine frühzeitige Entfernung beider Eierstöcke vor dem Wechsel schafft eine vermehrte Anfälligkeit für diese Krankheit.

Eine Hormonbehandlung kann unter Umständen hilfreich sein, muß aber immer gut überlegt sein, ebenso wie die Pille zur Empfängnisverhütung.

Amerikanische Ärzte behandeln heute mit der Kombination von Fluor und Kalzium, bei gleichzeitiger Gabe von Östrogenen und Vitamin D. Sie sehen, wie ungefähr alle 10 Jahre eine neue Theorie und damit eine neue Behandlungsmethode der Osteoporose in den Vordergrund rückt.

Hinter diesem Knochenabbau können ganz verschiedene Ursachen stehen. Selten beginnt dieser Knochenschwund schon vor den Wechseljahren der Frau und scheint dann meist mit einer Schwangerschaft in Verbindung zu stehen.

Auch in der Stillperiode wird viel vom Kalzium und Phosphor im mütterlichen Knochenspeicher abgebaut. Frauen mit bekannter Osteoporose sollten sich das Stillen überlegen, aber es sollte niemand aus Furcht vor der Osteoporose nicht stillen.

Verschiedene hormonelle Störungen können zum Krankheitsbild der Osteoporose führen: bekannt ist es als Nebenwirkung einer Cortisontherapie, was gerade bei Patienten mit chronischer Polyarthritis zum Problem werden kann. Auch Frauen mit einer Schilddrüsenüberfunktion sind nach den Wechseljahren davon betroffen.

Zuckerkranke Patienten weisen häufig eine Verminderung ihres Knochengewebes auf. Viele Krankheitszustände können mit Osteoporose verknüpft sein. Neben den bereits erwähnten sind es der Kalziummangel und die Bettlägrigkeit. Jeder Knochen, der nicht bewegt wird, wird abgebaut. Die chronische Polyarthritis, Mangelernährung oder Alkoholismus sind mit Knochenabbau verbunden.

Wie zeigen sich die Symptome der Osteoporose?

Obwohl das ganze Knochensystem des Menschen betroffen ist, zeigt sich die Krankheit hauptsächlich in Knochenbrüchen, besonders der Wirbelkörper der Wirbelsäule, der Handgelenke und der Hüfte. Diese Einbrüche in den Wirbelkörpern führen zu Rückenschmerzen und Deformierungen der Wirbelsäule. Die zuerst quadratischen Wirbelkörper werden keilförmig zusammengedrückt, das bewirkt zuerst eine Veränderung der Haltung, es entsteht ein Buckel, der »Witwenbukkel«, und der Mensch wird kleiner.

Die Wirbelkörpereinbrüche führen zu Schmerzen, die meist akut nach Beugen oder Heben auftreten und nach vorne in den Bauch ausstrahlen können. Eine Ausstrahlung der Schmerzen in die Beine, wie sie bei der Einklemmung des Ischiasnerves vorkommt, ist eher selten.
Die starken Schmerzen lassen nach einigen Tagen nach, nach ca. einem Monat sind die Patienten wieder voll beweglich, aber bei Anstrengung oder raschen Bewegungen, Beugen oder Drehen, verspürt der Kranke heftige, quälende Schmerzen. Das Aufstehen aus dem Bett ist sehr mühsam. Andere Patienten haben keine akuten Schmerzen, sie klagen über Rückenschmerzen, besonders beim Stehen oder bei plötzlicher Bewegung.
Durch geringfügige Verletzungen oder Stürze kommt es leicht zu Knochenbrüchen an den Handgelenken oder am Oberschenkelhals, was oft das Schicksal älterer Menschen besiegelt.

Die Diagnose der Osteoporose kann aus dem Röntgenbild erstellt werden. Neu sind röntgenologische Knochendichtemessungen, die den genauesten Befund ergeben.

Ursachen für diese Krankheit gibt es viele, und nicht bei jeder Frau in den Wechseljahren führt der Hormonmangel, bzw. die Hormonumstellung, zur Ausbildung dieser Krankheit. Deshalb braucht auch nicht jede Frau die Hormone zur Vorbeugung! Nützlich sind sie bei Frauen, denen schon in jungen Jahren beide Eierstöcke bei einer Operation entfernt wurden. Es gibt weitere Risikofaktoren, die die Neigung zur Osteoporose erhöhen: Diese Frauen sind meist wenig muskulös und eher untergewichtig. Körperliche Aktivität ist ein wichtiger Faktor zur Vermeidung dieser Krankheit.

Kochen, Fernsehen und Staubsaugen sind als einzige Aktivitäten einfach zu wenig! Gerade für Senioren ist regelmäßige Bewegung in der freien Natur unersetzlich. Auch Zigarettenrauchen beeinflußt den Knochenaufbau und die Funktion der Eierstöcke negativ. Einer der wichtigsten Risikofaktoren ist die Ernährung. Wenn das Säuren-Basen-Gleichgewicht nicht stimmt, wird die Knochensubstanz abgebaut, um überschüssige Säuren abzupuffern. Der Säurenüberschuß entsteht hauptsächlich durch Zucker und eiweißreiche Ernährung (Fleisch und Wurst). Wichtig ist außerdem eine ausreichende Kalziumzufuhr. Gerade Schwangere, Stillende und ältere Menschen sollten darauf achten.

Eine gesunde Ernährung, eine naturbelassene Vollwertkost mit reichlich Obst und rohem Gemüse, ist ein Hauptpfeiler in der Vorbeugung dieser Krankheit. Viele Ursachen tragen zu ihrer Entstehung bei, eigentlich ist es keine einzelne Krankheit, sondern eine Gruppe von Krankheiten, die das gemeinsame Symptom des vermehrten Knochenabbaues haben. Wie die Ursachen verschieden sind, sollte auch die Therapie verschieden sein. Viele Ärzte meinen, daß es die ideale Therapie noch nicht gibt. Jeder Mensch erleidet in höherem Lebensalter einen Knochenverlust, der eine mehr, der andere weniger, Frauen eher als Männer.

Es handelt sich also um eine konstitutionelle Erkrankung, die viel mit Veranlagung zu tun hat. Die Homöopathie stellt eine wichtige

Behandlungsmethode veranlagungsbedingter Krankheiten dar. In der homöopathischen Behandlung der Osteoporose muß der Arzt unbedingt auf den jeweiligen Konstitutionstyp des Patienten eingehen. Es werden oft Calciumsalze zur Anwendung kommen wie Calcium carbonicum, Calcium phosphoricum oder Calcium fluoricum.

Auch Silicea oder Sulfur ist öfter angezeigt, je nach den Symptomen des Patienten. Es hat keinen Sinn, ein homöopathisches Mineralsalzpräparat ungezielt einzunehmen, die passende Arznei sollte für jeden individuell, nach homöopathischen Gesichtspunkten, ausgewählt werden.

Mineralwässer

In unserer Zeit wird es immer üblicher, anstatt normalem Wasser »Mineralwasser« zu trinken. In einigen Gegenden Österreichs ist die Umwelt so sehr mit Schadstoffen belastet, daß das Grundwasser aus der Erde nicht mehr frei genießbar ist. Hier wirkt sich neben der industriellen Bodenverseuchung auch die landwirtschaftliche Intensivhaltung mit Spritzmitteln, Gülle etc. aus.

Alle Schadstoffe gelangen über den Boden in das Wasser. Sogar im Wald wird häufig gespritzt, um den Wuchs der nicht nutzbringenden Sträucher zu verhindern. Man vermutet sogar, daß zukünftige Kriege nicht mehr wegen des Erdöls, sondern wegen der Trinkwasservorkommen geführt werden.

Für viele Menschen schmeckt das Leitungswasser einfach fad. Sie brauchen den prickelnden Geschmack der Kohlensäure. Die Bezeichnung Mineralwasser ist gesetzlich geregelt: Ist die Summe der festen Bestandteile, die im Wasser gelöst sind, größer als 1 Gramm pro Liter, so spricht man von Mineralwasser. Das Tafelquellwasser enthält laut Lebensmittelcodex weniger als 1 g gelöster Stoffe pro Liter.

Natürlich haben die enthaltenen gelösten Mineralstoffe eine Wirkung auf den Organismus. Jeder kennt die abführende Kraft bestimmter Heilwässer, die auf eine hohe Konzentration an Magnesium- oder Natriumsulfat (Bitter- oder Glaubersalz) zurückzuführen sind. Manche dieser Heilwässer dürfen deshalb nur zu Heilzwecken bei bestimmten Krankheiten verwendet werden und sind nicht als Lebensmittel, als tägliches Trinkwasser, geeignet. Diese Heilwässer sind deshalb nur in Apotheken erhältlich.

Der Mensch ist ein Lebewesen aus dem Wasser, er besteht zu 80 % aus diesem geheimnisvollen Stoff und alle Lebensvorgänge, alle chemischen Reaktionen, die im Organismus ablaufen, sind vom Wasser abhängig. Alle Völker ehrten das göttliche Prinzip des Wassers (Taufe!), was wir in unserem Industriezeitalter vergessen haben.

Für uns reduziert sich das Wasser meist auf die nackte chemische Formel H_2O, und Fälle von Trinkwassermißhandlungen (Ternitzer oder Leibnitzer Becken) haben den Charakter beiläufiger Tagesnachrichten. Dabei ist der Gesundheitszustand der Bevölkerung auch wesentlich von der Qualität des Trinkwassers abhängig. So lange wir uns die Kiste Mineralwasser im Keller leisten können, ist scheinbar alles in Ordnung.

Auch für den Durchschnittsbürger sind bei der Verwendung von Mineralwasser einige Dinge zu beachten: Oft ist reichlich Natrium enthalten. Dieses Element ist in der Lage, im Körper Wasser zu speichern. Es ist im Kochsalz enthalten und für eine Blutdruckerhöhung verantwortlich. Menschen, die zu hohem Blutdruck neigen, sollten deshalb stärker natriumhältige Wässer meiden. Zu den dabei angezeigten natriumarmen Wässern gehören das »Alpquell« oder die »Römerquelle«.

Kalium kann Wasser aus dem Körper ausscheiden, Magnesium beeinflußt die Nerven- und Muskeltätigkeit. Das bedeutet, auch diese frei erhältlichen Versandheilwässer haben Wirkungen auf den Organismus und sind damit Heilmittel und eigentlich nicht zum täglichen Trinkwassergebrauch bestimmt, ganz abgesehen von bestimmten Krankheiten, wie die Neigung zu Wasseransammlungen im Gewebe (Ödeme bei Nierenkrankheiten oder Herzschwäche), wo Mineralwässer nicht verwendet werden sollten.

Bei akuten Magengeschwüren oder bei Neigung zu Phosphatsteinen in den ableitenden Harnwegen dürfen keine Wässer mit hohem Kohlensäuregehalt getrunken werden.

Von einigen Heilquellen wurden, wie von anderen Arzneistoffen auch, homöopathische Arzneimittelprüfungen durchgeführt. Die bekanntesten sind CARLSBAD (CSFR) und SANICULA (USA). Gerade Sanicula aqua ist ein wichtiges Konstitutionsmittel geworden. Der Prüfer und seine Familie tranken dieses Heilwasser über ein Jahr und er schreibt: »Obwohl seit der Arzneimittelprüfung bereits 5 Jahre vergangen sind, leiden wir alle (das ist meine Familie) noch immer unter den Nachwirkungen, und ich fürchte, wir werden sie niemals völlig überwinden, da fast alle Symptome noch immer auftreten.«

Inzwischen gehört SANICULA AQUA (nicht zu verwechseln mit der Pflanze Sanicula europaea, Wundsanikel, die bei Paracelsus in hohem Ansehen stand) zu den besonders gut geprüften homöopathischen Arzneien und ist ein Konstitutionsmittel ersten Ranges, wie Calcium carbonicum oder Silicea. Es bestehen auch kleine Arzneimittelbeschreibungen von österreichischen Wässern, wie Gasteiner oder Vöslauer. Die folgenden geschilderten Symptome sind als Badereaktion entstanden, deshalb ist auch eine Badekur während einer homöopathischen Behandlung nicht unbedingt zu empfehlen.

Bei GASTEIN heißt es zum Beispiel: »Schwindel, wie bei bevorstehendem Schlaganfall — Blutandrang zum Kopf — große Trockenheit im Hals — Magenschmerz und Wasseraufstoßen — blutende Hämorrhoiden — Gefühl des Zusammenschnürens im Mastdarm — sehr harter Stuhl — drückender Schmerz in der Herzgegend, abends — Schwäche und Schwere in den Gliedern, mit einem Gefühl in den Armen wie mit einem eisernen Reifen zusammengepreßt oder wie gewaltsam herausgezogen — Fußsohlen schmerzhaft beim Auftreten.

Oder aus der Prüfung von VÖSLAU: »Schwere des Kopfes — Schwindel und Wirbeln im Kopf — Druck und Spannung in der Lebergegend, erstreckt sich zur rechten Schulter — dünner Stuhl, steigert sich zu Durchfall, mit leichtem Krampfgefühl — trockener Husten mit leichten Brustschmerzen. Abmagerung bei jungen Leuten.«

Wie wir aus diesen kleinen Beispielen sehen, erzeugen Mineralwässer im homöopathischen Sinne durchaus Arzneimittelprüfungssymptome und können daher mit Erfolg in potenzierter Form eingesetzt werden. Für die Normalverbraucher bedeutet diese Erkenntnis, daß Beschwerden in einzelnen Fällen auch durch das Trinken eines Mineralwassers entstehen können.

Spurenelemente

Es gibt kaum eine Mutter, die hinter der Infektanfälligkeit ihres Kindes nicht einen Vitaminmangel vermutet. Heute verlagert sich das Interesse von den Vitaminen zu den Spurenelementen.

Trotz reichhaltigen Angebots an Nahrungsmitteln werden sie durch die industrielle Aufbereitung immer ärmer an Spurenelementen. Dadurch entstehen Krankheiten, die mit Bindegewebsschwäche zu tun haben, wie die schlechte Haltung, Fußdeformitäten (Plattfüße), die Venenerweiterung, Krampfadern, Bandschwäche, Magen- oder Gebärmuttersenkung, erhöhte Knochenbrüchigkeit, schlechte Wundheilung, brüchige Nägel, brüchiges Haar, Haarausfall und etliches mehr.

Spurenelemente sind wichtige Baustoffe für unseren Organismus, die bei einem Mangelzustand in der Nahrung zu wenig vorhanden sind. Oder — und das ist viel häufiger! — die Spurenelemente sind zwar in genügender Menge vorhanden, aber vom Stoffwechsel des Körpers können sie nicht richtig verwertet werden. Wir sehen das ganz typisch am Kalzium.

Kalksymptome beim Kind

Das homöopathisch angezeigte Mittel CALCIUM CARBONICUM beim Kind bedeutet nicht einen Kalkmangel im Nahrungsangebot, sondern eine Kalziumverwertungsstörung.

Das in der Nahrung vorhandene Kalzium wird vom Organismus nicht richtig aufgenommen. Hier ist eine vermehrte Zufuhr an Kalzium in der Nahrung sinnlos, erst die Gabe eines homöopathisch zubereiteten Kalkpräparates kann die Krankheitssymptome beseitigen.

Hinweise für diese Kalksymptome beim Kind sind etwa: vermehrte Ängstlichkeit beim Alleinsein, in der Dunkelheit, Furcht vor Gespenstern, Einbrechern, Hunden. Verbunden mit diesem ängstlichen Typ ist eine langsame Entwicklung: verzögerte Knochenreifung, verspätete Zahnung, verzögertes Laufenlernen. Das Kind ist eher ruhig, sitzt viel herum, ist schüchtern und etwas träge. Es tut sich schwer beim Lernen, da es auch beim Begreifen langsam ist. Es schwitzt leicht, besonders am Kopf im Schlaf.

Dafür hapert es beim Appetit nicht, es neigt zum Dickwerden, es bevorzugt ungesunde Sachen wie Süßigkeiten, Eis, Schokolade, Eier. Milch hat es entweder gerne oder es verträgt sie nicht.

Es handelt sich um ein infektanfälliges Kind mit häufigem Schnupfen, Husten, vergrößerten Mandeln, dadurch öfter Mittelohrentzündungen. Die Haut ist empfindlich und schlaff. Das ist in groben Umrissen das Bild, das homöopathisch gut auf Kalk anspricht.

Wirkungsweisen der Spurenelemente

Die homöopathischen Ärzte haben durch ihre Arzneimittelprüfungen an gesunden Menschen einen guten Einblick in die verschiedenen Wirkungsweisen der Spurenelemente bekommen.

Wie am Beispiel des Kalks dargestellt, ergibt sich ein verschiedenes Bild bei Kupfer, Selen, Magnesium, Schwefel, Zink usw., um nur ein paar von den »modernen« Spurenelementen zu nennen. Die Homöopathie hat den Vorteil, gerade die individuelle Ansprechbarkeit zu erkennen.

Es erkrankt nämlich nur der, der für diesen Stoff empfindlich ist. Genau so, wie die Blütenpollen im Frühjahr in der Luft um jeden herumschwirren, reagieren nur einzelne darauf überempfindlich und bekommen einen Heuschnupfen.

Viele tragen Quecksilberamalgamplomben in ihrem Mund herum, die Überempfindlichen werden davon krank. In der Schulmedizin wird diese persönliche Ansprechbarkeit nicht berücksichtigt und z. B. jede Knochenbrüchigkeit mit dem giftigen Fluor behandelt.

Homöopathisch wird Fluor nur eingesetzt, wenn das psychische und körperliche Arzneimittelbild des Fluors vorhanden ist. In der Biochemie ist das Fluorsalz des Kalziums das Schüßlersalz Nr. 1.

Kupfer und Selen

Jetzt in Mode kommen Kupfer und Selen. Die homöopathische Medizin kennt sie schon seit hundert Jahren. Ein Homöopath erklärte mir, vor einigen Jahren hätte er noch Blutbestimmungen von Selen bei seinen Patienten durchführen lassen, heute tue er das nicht mehr, da bei uns jeder einen Selenmangel habe. Der mitteleuropäische Boden ist speziell selenarm, dadurch kommt zu wenig in unserer Nahrung vor.

Der Selenmangel führt zu einem besonderen Risiko, an Herzinfarkt oder Krebs erkranken zu können. Gerade nach einem Herzinfarkt tut man gut daran, Selen und Magnesium zu geben. Bei Diabetes mellitus (Zuckerkrankheit) sollte man an einen Zink- oder Chrommangel denken.

Auch Herzrhythmusstörungen können ein Hinweis auf Chrom sein. Selen scheint weiters die Fähigkeit zu besitzen, Umweltgifte wie Cadmium oder Blei aus dem Organismus ausscheiden zu können.

Natürlich ist auch Selen kein harmloses, unschuldiges Element, es ist in höherer Konzentration giftig.

Welche Symptome zeigen Selenmangel an?

Selen-Patienten sind sehr schnell erschöpft und schwach. Besonders heißes Wetter und Sonnenhitze setzen ihnen zu. Erst nach Sonnenuntergang, bei kühlerer Luft fühlen sie sich wohler. Sie sind durch geistige oder körperliche Anstrengung schnell erschöpft. Oft bleibt nach einem Fieber eine Schwäche zurück.

Bei älteren Männern macht sich zuerst eine Schwäche der Sexualkraft bemerkbar. Aber je mehr die Kraft abnimmt, umso verstärkter treten sexuelle Begierden hervor.

Auch Samenflüssigkeit geht leicht ab, im Schlaf, beim Pressen zum Stuhlgang usw. Die Unfähigkeit zu jeder Arbeit führt zur Vergeßlichkeit, erst im Schlaf fällt ihm alles wieder ein. Ein nervöser Kopfschmerz tritt besonders über dem linken Auge auf, schlimmer in der Sonne, durch starke Gerüche oder schwarzen Tee. Die Haut ist sehr fettig, im Gesicht treten viele Mitesser auf, es hat einen öligen Glanz.

Vermehrt Haarausfall. Der Schlaf ist gestört, da im Körper ein lästiges Pulsieren der Blutgefäße verspürt wird, besonders im Bauchraum. Das sind einige typische Zeichen der Selenstoffwechselstörung.

Gerade die homöopathische Fallaufnahme oder die biochemische Zeichenlehre (Antlitzdiagnostik) geben Hinweise für einen gezielten Einsatz der Spurenelemente und Mineralstoffe.

Wie vor einigen Jahren Magnesium modern war und jetzt Selen und Kupfer an der Reihe sind, werden bald Chrom, Zink und Germanium kommen.

Germanium

Germanium bietet Schutz für die Blutgefäße und kann damit Alterserscheinungen vorbeugen.

Dieser Erkenntnis können Sie schon jetzt Rechnung tragen, wenn Sie täglich etwas Knoblauch essen, denn dieser enthält besonders viel Germanium.

Neue Spurenelemente

Während heute jeder über die verschiedenen lebensnotwendigen Vitamine Bescheid weiß, sind Kenntnisse über die Spurenelemente noch nicht so verbreitet. Darunter versteht man Stoffe, die in geringen Mengen im Organismus vorkommen und deren Fehlen oder Entzug im Körper verschiedene Mangelerscheinungen hervorruft. Der Körper ist nicht in der Lage, diese Spurenelemente selbst zu bilden, deshalb müssen sie durch die Nahrung aufgenommen werden.

Ein bekanntes Beispiel ist der steirische Kropf, der durch Jodmangel entsteht. Menschen, die am Meer zu Hause sind, nehmen Jod durch Verzehr von Meeresfrüchten auf, die früher in den Alpentälern nicht zu bekommen waren. Dieser Jodmangel führte dann zum Kropf. Dieser Jodmangelkropf (Struma) ist durch Änderung der Ernährungsgewohnheiten und Jodierung des Speisesalzes ziemlich selten geworden. So sind Mangelzustände an Spurenelementen regional verschieden.

Unsere Böden sind sehr selenarm, deshalb sind auch unsere heimischen Nahrungsmittel selenarm, und empfindliche Menschen können durch diesen Selenmangel erkranken. Aber es ist individuell sehr unterschiedlich: das kann man deutlich an Schafen feststellen, die alle dasselbe Gras fressen, aber nur einzelne Schafe erkranken an der Selenmangelkrankheit. Das bedeutet, nicht jeder erkrankt an einem Mangelzustand bzw. nicht bei jedem macht sich ein Mangel gleich krankhaft bemerkbar.

Die Homöopathie kann durch Arzneimittelprüfungen mit Spurenelementen feststellen, welche Krankheitsbilder bei bestimmten Mangelzuständen entstehen können. Unsere Ernährung ist ausreichend an Kalorien, aber durch die industrielle Fertigung oft unzureichend im Gehalt verschiedener Spurenelemente. Durch die Umweltbelastung mit Chemikalien und Schwermetallen werden die Entgiftungssysteme unseres Körpers überlastet, was sich z. B. durch einen Zinkmangel bemerkbar machen kann.

ZINK ist Bestandteil des zuckerabbauenden Hormons Insulin. Es kann bei zuckerkranken Menschen die Insulinproduktion steigern und damit den Zuckerhaushalt verbessern. Auch verschiedene Hauterkrankungen wie Ekzeme, Schuppenflechte, brüchige Nägel und besonders Haarausfall entstehen durch Zinkmangel. Unser Abwehrsystem gegen verschiedene Infektionskrankheiten leidet bei Zinkmangel.

Dieser entsteht bei verschiedenen entzündlichen Darmerkrankungen, chronischen Durchfällen, künstlicher Östrogenzufuhr (Pille). Andererseits kann eine Schwermetallbelastung durch ein Zuviel an Zink (zinkverarbeitende Betriebe) zu Kopfschmerzen, Erbrechen, Durchfällen, Blutarmut durch Zerstörung der roten Blutkörperchen führen. In der Nahrung ist Zink besonders in Milch- und Vollkornprodukten, Fleisch und Fisch enthalten. Das bedeutet nicht, daß jedes Ekzem, jeder Haarausfall durch Zinkmangel bedingt ist. Hier kann gerade das Wissen der Homöopathie um die Störung des Zinkhaushaltes weiterhelfen:

Der Mensch, der Zink braucht, ist sehr erschöpft und geschwächt. Auch Infektionskrankheiten sind mit Schwäche verbunden, oder es bleibt nach einer Grippe eine Schwäche zurück. Diese Erschöpfung geht charakteristischerweise mit Nervosität einher, besonders mit einer Unruhe der Füße. Die Beine sind unruhig, der Patient muß sie dauernd bewegen, er kann nicht stillhalten. Er bewegt auch im Bett ständig die Füße, stundenlang, wenn er sich hingelegt hat, aber auch noch im Schlaf.

Die Muskeln allgemein sind schwach, zittern und zucken. Die Fußsohlen sind sehr berührungsempfindlich. Zittern, Zucken und unruhige Füße sind wichtige Zinksymptome. Jede Berührung des Rückens ist schmerzhaft. Entlang der Wirbelsäule brennt es. Der Nacken ermüdet rasch durch Schreiben oder durch geringe Anstrengung. Auch im Magen brennt es; Süßigkeiten verursachen Sodbrennen. Besonders Wein wird äußerst schlecht vertragen.

Der Patient bekommt meist am Vormittag einen Schwächezustand und einen Heißhunger, vor dem Mittagessen gegen 11.00 Uhr. Der Patient ißt gierig, er kann gar nicht schnell genug essen. Die Lippen sind sehr blaß, die Mundwinkel eingerissen. Das Gedächtnis ist schwach, der Zinkpatient mag nicht arbeiten, nicht sprechen und ist geräuschempfindlich. Das Kind wiederholt jedes Wort, das ihm gesagt wird. Wegen dieses Symptoms wird der Zinkmangel in Australien »Papageienkrankheit« genannt.

Die geistigen Kräfte sind geschwächt, das Kind tut sich schwer beim Verstehen und besonders beim Auswendiglernen. Es schreit im Schlaf auf, zuckt im Schlaf oder rollt den Kopf von einer Seite zur anderen. Die Haut ist ekzematös verändert. Besonders die Kniekehlen und die Oberschenkel jucken. Bei Zinkmangel läßt sich ein Hautausschlag sehr leicht durch starke Salben vertreiben. Meist entsteht nach unterdrückten Hautausschlägen eine Störung des Gehirns oder eine Depression.

Zink ist angezeigt bei Krankheiten, wo die Hautausschläge nicht herauskommen wollen (Masern). Charakteristisch ist die Erregung mit Unruhe und Zucken, der dann die Erschöpfung und Depression folgt. An den Beinen wird ein Ameisenkribbeln verspürt, das am Schlaf hindert. Das Ekzem tritt besonders bei neurotischen oder blutarmen Menschen auf.

Die Ruhelosigkeit der Beine stört den Schlaf. Bei Magnesiummangel sind die nächtlichen Wadenkrämpfe, bei Zinkmangel die Unruhe die leitenden Symptome. Auch Regelstörungen, verbunden mit dieser Unruhe, Depression, empfindlicher Wirbelsäule deuten auf Zinkmangel. Alle Beschwerden vor der Regel verschwinden mit Einsetzen der Blutung.

Das sind einige wichtige homöopathische Leitsymptome, die auf Zink hindeuten. Ein homöopathisch ausgebildeter Arzt kann diese erkennen und gezielt die Arznei verordnen.

Kinderheilkunde

Die Wissenschaftler diskutieren, was mehr prägenden Einfluß auf den Charakter des Kindes habe, die angeborenen Veranlagungen oder der Einfluß der Umgebung, der Erziehung. Obwohl die moderne Psychologie mehr Gewicht dem Umwelteinfluß zuspricht, glaube ich, daß gerade die Veranlagung, die angeborene Verfassung, auch Konstitution genannt, einen wesentlichen Einfluß auf das spätere Schicksal des Kindes nimmt.

Viele Mütter spüren schon während der Schwangerschaft die »Temperamentsunterschiede« ihrer Kinder. Das eine Kind ist im Mutterleib sehr lebendig, strampelt viel herum und hat es auch bei der Geburt eilig, um auf die Welt zu kommen.

Diese Kinder sind später eher nervös, verarbeiten Umwelteinflüsse schwerer und reagieren mit Unruhe und Ruhelosigkeit. Ein anderes Kind ist im Mutterleib ruhiger und auch später zögernd, im Spiel bequem, sitzt lieber und legt weniger wert auf Bewegung und Herumtollen.

Diese Verhaltensmuster sind grundgelegt und bestimmen unsere Wahrnehmung der Welt wesentlich mit. Der eine ist eher ein Bewegungstyp, braucht die Bewegung und wird krank, wenn er den ganzen Tag sitzen muß, während dem anderen jede körperliche Aktivität zuviel ist, der lieber etwas liest oder Musik hört. Dieser wird sich gerne dem berühmten Churchill anschließen, der auf die Frage, warum er ein so hohes Alter erreicht habe, antwortete: »No sports« — also kein Sport. Beides sind für sich genommen normale Reaktionsweisen und daher weder gut noch schlecht.

Ein Mensch, der schon ängstlich veranlagt ist, wird natürlich in seinem kindlichen Leben auch viel anfälliger für psychische Störungen sein, die später der elterlichen Erziehung angelastet werden. Wie jemand mit Ängsten, Kränkungen, Kummer, Hänseleien usw. fertig wird, ist in erster Linie eine Frage der Veranlagung.

Mit homöopathischen Arzneien sind wir nicht nur in der Lage, die so häufigen kindlichen Infektionskrankheiten (Angina, Mittelohrentzündungen, Bronchitis) zu behandeln, sondern können auch auf diese geistig-seelische Verfassung des Kindes eingehen.

Für die Formung des kindlichen Organismus sind besonders die Calciumsalze hilfreich. Denken wir z. B. an CALCIUM CARBONICUM, das aus dem Kalk der Austernschale gewonnen wird. Ohne diese Schale wäre die Muschel nicht lebensfähig, sie gibt dem Tier Schutz und Halt. Macht nicht jedes neugeborene Kind so eine Phase der Schutz- und Hilflosigkeit durch?

Einige Kinder bleiben auch weiter in dieser Situation wie die Auster ohne Schale: weich und unbeschützt. Die Entwicklung dieser Calcium carbonicum-Kinder verläuft irgendwie träge. Das macht sich auch in einer verzögerten Knochenentwicklung bemerkbar; mittels Ultraschalldiagnostik kann eine verspätete Ausreifung der Hüfte sichtbar gemacht werden. Der Blutkreislauf ist träge, Hände und Füße sind schweißig und kalt. Das Kind leidet unter häufigen Infektionen. Die Haut ist gereizt und entzündet sich leicht. Die Lymphdrüsen am Hals und im Bauchraum sind geschwollen, deshalb klagen die Kinder häufig über Bauchweh.

Die Entwicklung der psychomotorischen Fähigkeiten ist eher langsam und träge: Laufen, Sprechen, Sauberwerden. Diese Kinder brauchen wenig Bewegung, sie sitzen lieber herum, basteln, bauen Lego oder schauen Bilderbücher an. Sie sehen wohlgenährt aus, an Appetit mangelt es nicht, sie sind auch gierig auf Süßigkeiten. In der Schule sind sie durchschnittlich, es fehlt an Ausdauer, sie sind nicht dumm, müssen sich aber anstrengen, um etwas zu erreichen. Sie lernen langsam, deshalb entspricht ihnen der moderne Unterrichtsstil nicht, sie bräuchten viel Übung, das ständige Wiederholen.

Was für die Eltern mühsam werden kann: Die Kinder haben einen Dickschädel, wollen sich durchsetzen, und wenn etwas nicht nach ihren Vorstellungen geht, sind sie richtig bockig. Es sind sehr ängstliche Kinder, abends, wenn es dunkel wird, oder wenn etwas Spannendes im Fernsehen war. Diese Kinder haben Schwierigkeit, die elterliche Nestwärme, die Geborgenheit zu verlassen und sich mit Energie der Welt gegenüberzustellen. Viel auffälliger für ihre Umgebung sind im Gegensatz dazu die CALCIUM-PHOSPHORICUM-Kinder. Schon der Säugling ist unruhig, nervös, blaß und schreit besonders viel.

Die Kinder haben Einschlafstörungen, auch die Feinmotorik ist gestört, sie lernen deshalb unter Schwierigkeiten Radfahren, Basteln. Auffällig ist, wie gesagt, ihre Unruhe. Eigentlich ist es eine Unzufriedenheit, weswegen sie verdrießlich und reizbar sind. Dann sind sie ruhelos, weil ihnen nichts paßt. Sie sind nervös und halten mit ihrer Unzufriedenheit Eltern und Lehrer auf Trab. Sie sind der Umwelt gegenüber sehr sensibel, zu viele Sinneseindrücke stürmen auf sie ein, die nur schwer verarbeitet werden.

Viele Eltern überfordern heute ihre Kinder durch das Bedürfnis, sie möglichst vielseitig zu fördern. Dieser Überförderung ist eine Überforderung! Unsere moderne Lebensweise mit ständiger Reizüberflutung, Eile und Zerstreuung führt zu nervösen Erschöpfungszuständen mit Schlaflosigkeit, Verhaltensstörungen, Ticks, Lernstörungen usw. Das Gegenteil von Konzentration ist Zerstreuung und davon haben wir heute im Überfluß.

Kinder, die eine Arznei aus dem Phosphorbereich (Calcium phos., Kalium phos., Magnesium phos., Phosphor) brauchen, sind gerade für solche nervöse Erschöpfungszustände anfällig. Das ist der Vorteil der homöopathischen Kindertherapie: Der Arzt ist in der Lage, nicht nur akute Krankheiten, sondern auch Fehlentwicklungen, die aus der Veranlagung kommen, rechtzeitig zu erkennen und zu behandeln. Damit ist gute Vorbeugungsmedizin möglich, die viele spätere Schäden verhindern kann.

Das Alter

Oft hört man die Meinung, bei älteren Menschen wirke die Homöopathie nicht, da müsse man schon die stärkeren Medikamente der Schulmedizin einsetzen. Es kommt natürlich immer auf den einzelnen Krankheitsfall an, gerade Senioren leiden meist an mehreren Beschwerden und müssen deshalb verschiedene Medikamente gleichzeitig einnehmen. Hier können die nebenwirkungsfreien homöopathischen Arzneien eine Entlastung darstellen.

Häufig klagen ältere Menschen über Schlaflosigkeit. Wenn diese durch Sorgen verursacht wird, kann AMBRA GRISEA, ein Ausscheidungsprodukt des Pottwales helfen. Ambra grisea kann in der D 4, abends 5 Tropfen in etwas Wasser, eingenommen werden. Es handelt sich um Patienten, die durch Alter und Sorgen geschwächt sind. Meist kommt eine Gehirngefäßverkalkung dazu, die die Menschen müde und erschöpft werden läßt.

Ein Angehöriger nach dem anderen stirbt und der Patient hat das Gefühl, allein übrig zu bleiben. Oder er (sie) macht sich Sorgen um die Kinder, Enkelkinder, wie es ihnen wohl gehen wird; meist sind die Sorgen finanzieller Natur, Geschäftsprobleme oder einfach alltäglicher, häuslicher Kummer. Der Mensch, der Ambra grisea braucht, leidet unter seinen Sorgen, oft ist es, wie gesagt, der Verlust nahestehender Angehöriger, der sie dann schlaflos werden läßt.

Der Kranke legt sich müde nieder, aber kaum berührt er den Kopfpolster, ist er wach, und schon fallen ihm die Belastungen des Lebens ein. Es handelt sich um nervöse Menschen, die ihre Lebenslust verlieren, unruhig und erregt sind und trotz ihrer Traurigkeit sehr gesprächig bleiben. Sie vergraben sich gedanklich in ihre unangenehmen Probleme.

Dann läßt das Gedächtnis nach, es kommt ein Altersschwindel auf, mit Schwäche in Kopf und Magen. Der Patient ist besonders morgens benommen und steif, Arme und Beine sind taub, wie eingeschlafen.

Hören und Sehen lassen nach, Ambra wird deshalb zu einer wichtigen Arznei für alte Menschen, bei denen die Funktionen des Körpers, des Geistes und der Sinnesorgane langsam nachlassen.

Ein häufiges Problem älterer Männer ist die Vergrößerung der Prostata, der Vorsteherdrüse. Nach dem 50. Lebensjahr entwickelt sich bei 50 — 60 % aller Männer diese Vergrößerung. Die Symptome bestehen in einem vermehrten Harndrang, der Patient muß oft auf das Klo zum Wasserlassen, besonders nachts kann dadurch der Schlaf häufig unterbrochen werden.
Die Entleerung der Blase beginnt erst nach längerem Warten, der Harnstrahl wird dünn oder es rinnt nur tröpferlweise, oder es tröpfelt noch länger nach dem Wasserlassen nach. Ärztlicherseits muß unbedingt abgeklärt werden, ob in der Blase Restharn übrig bleibt. Wenn keine vollständige Entleerung der Blase zustande kommt, kann das zu vermehrten Infektionen führen, bis hin zur Nierenschädigung, schlimmstenfalls zur Blutharnvergiftung.

Auf Grund homöopathischer Arzneimittelprüfungen sind uns all diese Symptome aus dem Arzneimittelbild von Digitalis, dem Fingerhut, bekannt. Digitalispräparate werden in der Schulmedizin zur Behandlung von Herzschwäche eingesetzt. Ist dieses häufig verbreitete Leiden der Prostatavergrößerung vielleicht eine Nebenwirkung der Herzbehandlung mit Digitalis?

Ein wirksames homöopathisches Mittel zur Behandlung der Prostatavergrößerung ist oftmals SABAL SERRULATA — die Sägepalme. Dieses Palmengewächs ist natürlich nur angezeigt, solange eine arzneiliche Behandlung möglich ist — sonst muß chirurgisch vorgegangen werden. Die gebräuchliche Verwendung ist in der D 2, dreimal 5 Tropfen täglich.

Sind die Harn- und Genitalorgane gereizt, gibt man Sabal. Der Harndrang ist auch nachts stark. Beim Urinieren brennt und schmerzt es in der Harnröhre. Ein Schmerz zieht sich von der Blase nach oben über das Schambein mit Stechen in der Nierengegend. Der Kranke ist gereizt und depressiv. Jedes Mitgefühl seiner Mitmenschen mit ihm und seinem Leiden macht ihn ärgerlich. Dafür brütet und sinniert er selbst über sein Leiden, er ist zu sehr auf sich selbst konzentriert.

Auch das Gedächtnis läßt nach, er tut sich schwer, Gelesenes zu erfassen oder zu behalten. Er will gar nicht einschlafen, aus Furcht irgendetwas Unbestimmtes könnte passieren.

Sabal wirkt bei diesen depressiven Verstimmungen, wenn die geschilderte Prostatavergrößerung mit im Spiel ist. Diese Arznei wird auch der »homöopathische Katheter« genannt, weil sie hervorragend wirkt bei Harnverhaltung, die auf eine vergrößerte Prostata zurückzuführen ist.

Ein wertvolles Ausscheidungsmittel für ältere Menschen ist BERBERIS VULGARIS, die Berberitze, der Sauerdorn. Die Hauptangriffspunkte dieser Arznei sind Leber und Niere. Sie paßt für Menschen, die zu erhöhter Harnsäure neigen, mit Tendenz zu Nieren- und Gallensteinen. Unsere überaus üppige Lebens- und Ernährungsweise fördert diese Neigung zu gichtischen Beschwerden.

Berberis wird am besten in der D 4, dreimal fünf Globuli täglich, eingenommen. Nach einer dreiwöchigen Kur sollte eine Pause eingelegt werden, eine längere Einnahme ohne ärztliche Anleitung ist nicht ratsam.

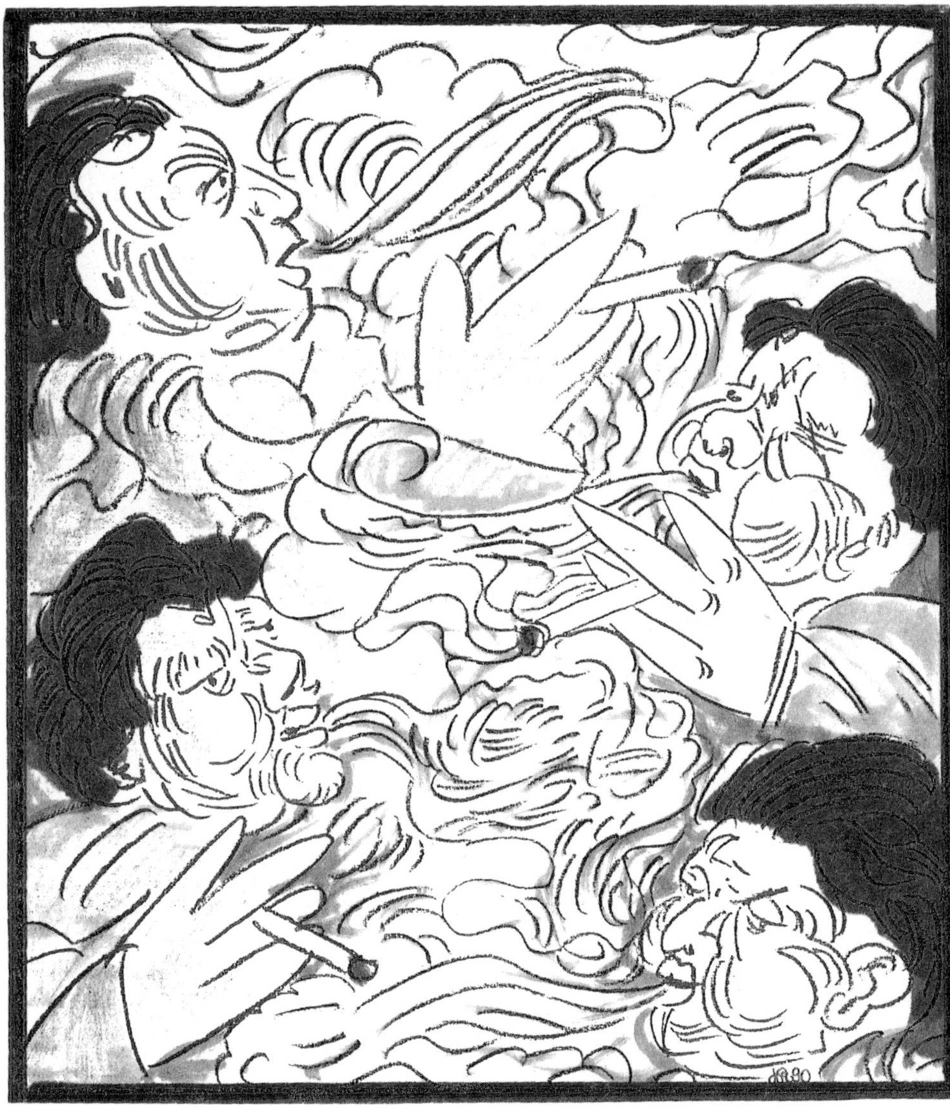

*Wieviele Zigaretten genügen,
um einen Lungenkrebs auszulösen?*

Das Rauchen

Heute werden Risikofaktoren, wie Rauchen oder erhöhtes Cholesterin, in den Vordergrund gestellt, damit wird aber die Bedeutung persönlicher Umstände für die Entstehung von Krankheiten verringert. Es konnte z. B. in Studien gezeigt werden, daß seelische Persönlichkeitsmerkmale einen viel größeren Einfluß auf die Entstehung von Lungenkrebs haben als Rauchen! Das heißt, je mehr ein Mensch Persönlichkeitszüge aufweist, die zu einer Krebskrankheit führen können, um so weniger Zigaretten genügen, um einen Lungenkrebs auslösen zu können. Wenn heute erhöhtes Cholesterin oder Rauchen als Risikofaktoren überbewertet werden, wird dadurch der Blick verschleiert für die seelische Ursache in der Krankheitsentstehung. Nur wenn seelische Risikofaktoren vorhanden sind, können sich auch körperliche, wie Rauchen oder erhöhtes Cholesterin, auswirken.

Es geht hier nicht darum, das Rauchen zu verharmlosen. Heute reden wir viel von Umweltverschmutzung, schlechter Luft usw. Die konzentrierteste Form der Umwelt- und Innenluftverschmutzung geschieht durch das Rauchen. Dabei werden ja nicht nur das Gefäßgift Nikotin, sondern auch Staub, Teer, Kohlenmonoxid und Schwermetalle wie Cadmium freigesetzt, die in geballter Ladung mit der Lunge in Berührung kommen. Eigentlich sollte nur der rauchen, der ein zuviel an Gesundheit besitzt.

Viele möchten aufhören zu rauchen, können aber dazu die Willenskraft nicht aufbringen. Dabei gibt es unterstützende Verfahren, wie z. B. die Ohrakupunktur, die durch Anregung gewisser »Suchtpunkte« wirkt, oder die Hypnosetherapie. Auch homöopathische Arzneien haben sich als Unterstützung der Raucherentwöhnung bewährt:

Plantago Major (der große Wegerich)

D 4, 3mal tgl. 5 Globuli. Die Arznei wirkt dann, wenn der Patient ruhelos, nervös und reizbar ist, morgens beim Erwachen und in einem warmen Zimmer sich träge und schlaff fühlt, erst Bewegung und frische Luft machen ihn munterer. Der Nikotinentzug bewirkt ein dumpfes Gefühl im Kopf, Schwindel, Kopfschmerz, besonders in den Schläfen. Das Zahnfleisch ist entzündet und blutet leicht. Plantago ist übrigens ein bewährtes Mittel bei Zahnschmerzen nach Zähneziehen, es hilft, wenn die Zahnschmerzen durch Kälte und Wärme schlechter werden, auch schlechter durch Berührung; Zahnschmerzen mit Speichelfluß. Der Zahnschmerz strahlt in die Ohren! Mundtrockenheit mit Durst. Es ist ein wichtiges Mittel bei Gesichtsneuralgien, Schmerzen, die sich zwischen Zähnen und Ohren konzentrieren.

Damit eine Arznei homöopathisch wirken kann, muß immer die Symptomatik des Patienten mit den Symptomen der Arznei übereinstimmen.

Ein zweites Mittel zur Raucherentwöhnung ist:

Caladium (Schweigrohr)

D 6, 3mal 5 Globuli tgl. Es paßt bei Kranken, die ein großes Bedürfnis sich hinzulegen haben, die ihre Ruhe haben und sich nicht bewegen wollen. Schwindelanfälle, »Schwarzwerden« vor den Augen beim Hinlegen oder Aufstehen.

Auffällig ist ein trockener, roter Streifen in der Mitte der Zunge, der vorne breiter wird. Der Mund ist sehr trocken, das Essen ist zu trokken, man muß zum Essen trinken, um es schlucken zu können. Der Patient ist sehr geräuschempfindlich, er fährt auch beim leisesten Geräusch aus dem Schlaf hoch. Es kann ein harter Husten vorhanden sein, der Schleim ist nicht leicht abzuhusten.
Diese Arznei hat auch eine besondere Beziehung zu den Geschlechtsorganen, besonders zur Impotenz, zur sexuellen Erregung ohne Kraft. Wenn die Beschwerden des Patienten in diese Richtung gehen, ist Caladium angezeigt.

Diese beiden Arzneien, Plantago und Caladium, haben die Fähigkeit, das Verlangen nach Tabak zu verringern. Oft tritt nach erfolgreichem Tabakentzug ein unangenehm gesteigerter Appetit auf, besonders ein Verlangen nach Süßem oder nach Schokolade.

Dieses Zeichen deutet auf ein echtes Suchtverhalten, und das bedarf einer gezielten homöopathischen Therapie mit einem jeweils persönlich zu bestimmenden Mittel.

Convallaria Majalis (Maiglöckchen)

Eine Arznei für das durch Tabak geschädigte Altersherz ist Convallaria Majalis (Maiglöckchen) D 3 bis D 6 3mal 5 bis 10 Tropfen täglich. Es ist ein Mittel für die Herzschwäche, Herzschwäche mit Rhythmusstörungen, Schwellungen der Beine, Herzschwäche nach Herzinfarkt oder Altersherz mit gleichzeitiger Durchblutungsstörung im Kopf.

Ich muß hier natürlich vor einer Selbstbehandlung dieser gefährlichen Zustände warnen, besonders die vom Arzt verordneten Medikamente müssen eingenommen werden!

Das Risiko von Herz-Kreislauferkrankungen läßt sich nur verringern, wenn die Faktoren Bewegung — Ernährung — Psyche insgesamt verändert werden können.

Jedes dieser Elemente steht in Wechselwirkung, und die Vernachlässigung eines dieser Faktoren wirkt sich zwangsläufig negativ auf die anderen Faktoren aus. Zweifellos ist Tabak für Herz und Kreislauf schädlich — noch schädlicher ist der seelische Zustand der Verärgerung. Die Neigung, sich zu ärgern oder auf jede Lebenssituation mit Ärger zu reagieren, führt zur Steigerung der anderen Risikofaktoren.

Heuschnupfen

Jedes Frühjahr werden Menschen, die auf Blütenpollen allergisch reagieren, von Schnupfen, Augenbrennen und Niesanfällen geplagt. In schlimmen Fällen kann ein Heuschnupfen sogar zum Bronchialasthma führen. Bei Allergien reagiert der Organismus auf bestimmte Stoffe überempfindlich. An und für sich ist es ein normaler Vorgang im Körper, daß vom Organismus fremde Stoffe abgewehrt und ausgeschieden werden. Dieser gesunde Prozeß ist beim Allergiker übersteigert, und er reagiert auf körperfremde Stoffe zu heftig. Im Laufe der Zeit werden immer mehr Stoffe in diese Überempfindlichkeitsreaktionen einbezogen.

Wir sehen das auch häufig bei der schulmedizinisch üblichen Behandlung gegen Allergien, wobei dem Organismus die Stoffe, auf die er reagiert, in kleinsten Mengen in ansteigender Dosierung gespritzt werden. Diese sogenannte Desensibilisierungsbehandlung führt oft zu einem Verschwinden der Allergie gegen den Stoff, der gespritzt wurde, dafür taucht eine andere Allergie auf, und die Beschwerden des Patienten bleiben die gleichen.

So ist jemand gegen Hasel- und Birkenpollen allergisch, es wird dagegen gespritzt, und die Allergie gegen Hasel und Birke verschwindet. Dafür ist der Patient nun gegen Beifuß und Erle allergisch, wodurch sich an den Beschwerden des Patienten nicht viel ändert. Diese Desensibilisierungsbehandlung ist meist dann erfolgreich, wenn ein Allergiker eine isolierte Allergie gegen eine bestimmte Substanz hat, wie z. B. nur gegen Hausstaub oder nur gegen Bienen- oder Wespengift. Dann kann man mit einer »Spritzenkur« diese Allergie behandeln.

Wenn aber ein Patient eine Mehrfachallergie hat, wie die meisten Pollenallergiker, evtl. verbunden mit einer Hausstauballergie, dann ist diese Spritzenbehandlung meist nicht so erfolgreich.

Im Prinzip ist die schulmedizinische Desensibilisierung fast eine homöopathische Behandlung. Nirgends kommt die Homöopathie der

Schulmedizin so nahe wie in der Allergiebehandlung. Es wird der Stoff, gegen den der Patient krankhaft allergisch reagiert, in geringsten Mengen gegeben. In der Homöopathie wird ja eine Krankheit mit dem Medikament behandelt, das beim Gesunden ähnliche Symptome hervorruft, wie sie der Kranke hat. In der schulmedizinischen Allergiebehandlung wird der gleiche Stoff in geringer Dosierung gespritzt.

Die Homöopathie verwendet prinzipiell das Ähnliche, in diesem Fall die Schulmedizin das Gleiche. Eine interessante, noch unerklärbare Tatsache ist, daß Allergiker seltener an Krebs erkranken. Wir wissen langfristig gesehen nicht, was passiert, wenn wir einfach mit irgendwelchen Mitteln die Allergiesymptome unterdrücken!

Bei kaum einer Krankheit, vom grippalen Infekt abgesehen, greifen Patienten so häufig zu den in der Apotheke angebotenen homöopathischen Komplexmitteln wie beim Heuschnupfen. Und bei kaum einer Krankheit hört man öfter die Klage, »mir hat die Homöopathie nicht geholfen, ich habe ein homöopathisches Heuschnupfenmittel genommen, aber es hat nichts genützt.«

Hinter jeder Allergie steht eine allergische Veranlagung. Es ist hier nicht der Platz, um darüber zu spekulieren, warum heute diese allergische Veranlagung so im Zunehmen begriffen ist. Vor 50 Jahren noch war der Heuschnupfen bei uns eine sehr seltene Erkrankung, heute gibt es kaum noch eine Familie, die nicht einen Heuschnupfenpatienten hat. Das ganze Jahr über ist dieser Mensch gesund (wenn nicht gleichzeitig eine Hausstaubmilbenallergie mitbeteiligt ist), und zu bestimmten Zeiten wird diese Veranlagung durch die auslösenden Pollen sichtbar, und der Heuschnupfen tritt akut auf.

In den in der Apotheke frei erhältlichen Komplexmitteln sind nun mehrere dieser Akutmittel zusammengemischt, in der Hoffnung, daß für diesen Patienten das Richtige dabei sein wird. Es gibt natürlich Zufallstreffer, aber meist versagen diese Mittel, und die Patienten müssen mehrere dieser Komplexpräparate ausprobieren. Mit diesen Arzneien lassen sich vielleicht die Akutsymptome lindern, aber die wirkliche Stärke der Homöopathie liegt in der Behandlung der allergischen Veranlagung überhaupt. Das ist die von mir immer wieder erwähnte Konstitutionsbehandlung, die allein in der Lage ist, die

Heuschnupfensymptome über die Jahre hinweg zu bessern und zum Verschwinden zu bringen. Oft sieht die Heuschnupfenbehandlung zweigeleisig aus:

Zuerst braucht der Patient ein Akutmittel, das für den akuten Anfall paßt (Luffa, Cepa oder Sabadilla zum Beispiel) und berücksichtigt, welche Heuschnupfensymptome der Patient aufweist. Nicht jeder Heuschnupfenkranke hat dieselben Symptome. Den einen juckt es am Gaumen, den anderen mehr in den Augen. Die richtige Arznei muß all diese Feinheiten berücksichtigen, deshalb ist es für den Arzt schwierig, die richtige Arznei zu finden, wenn der Patient vorher eine Cortison- oder Antihistamintherapie gehabt hat. Dann kann der Arzt die Symptome nicht mehr in ihrer Natürlichkeit studieren, und es ist unmöglich, das richtige homöopathische Mittel zu finden.

An diese Akutbehandlung ist dann eine Konstitutionsbehandlung anzuschließen, die nicht auf die akuten Beschwerden, sondern auf Veranlagungssymptome eingeht (Reaktion auf Wärme, Kälte, Sonne, Wetter, Appetit, Psyche etc.). Mit diesem Behandlungsschema ist es möglich, innerhalb einiger Jahre einen Heuschnupfen zum Verschwinden zu bringen.

Sie sehen, es braucht Geduld, die homöopathische Behandlung dauert, wie die schulmedizinische auch, einige Jahre. Es ist günstig, mit der homöopathischen Konstitutionsbehandlung schon vor der Heuschnupfensaison zu beginnen. Diese Behandlung ist höchst individuell. Was dem einen hilft, kann nicht an die Nachbarin weitergegeben werden.

Die homöopathische Heuschnupfenbehandlung setzt beim Kranken Geduld voraus, er muß ja seine Symptome schildern können und darf sie nicht gleich unterdrücken, was oft nicht leicht ist. Sie ist aber völlig nebenwirkungsfrei, und der Kranke wird mit der Aussicht belohnt, in absehbarer Zeit wirklich beschwerdefrei sein zu können.

Die Schilddrüse

Spätestens seit dem Ereignis von Tschernobyl im Jahre 1986 ist die Schilddrüse mehr ins Bewußtsein gerückt. Als Arzt habe ich den Eindruck, daß seither doch die Schilddrüsenerkrankungen zugenommen haben, wobei ich nicht weiß, ob sich das statistisch nachweisen läßt. Oder ist man seither einfach sensibler bei diesem Thema?

Jedenfalls spüren Patienten, die mit der Schilddrüse zu tun haben, ihre Beschwerden meist im Frühjahr und Herbst stärker. Die Schilddrüse ist unser Anpassungsorgan an die Umwelt. Im Frühjahr, wenn sich das kalte auf das wärmere Wetter umstellt, wird sie aktiver und kann Beschwerden verursachen. In der Natur bewirken die Schilddrüsenhormone bei Kaulquappen z. B. die Entwicklung der Arme und Beine, das heißt, die Umwandlung in den Frosch.
Diese Hormone sind für die Entwicklung und Anpassung an die Umwelt zuständig. Es ist interessant, daß gerade Frauen mit der Schilddrüse zu tun haben.

Bei Frauen herrschen von vornherein komplizierte hormonelle Verhältnisse. Alle Hormone stehen untereinander in Beziehung und Wechselwirkung. Wenn jetzt noch der tägliche Streß im Leben dazukommt, wirkt sich das negativ aus.

Die Schilddrüse kann auf vielerlei Weise erkranken, wobei der Kropf, die knotige Vergrößerung, die bekannteste Erscheinung darstellt. Heute ist der Kropf, der meist durch Jodmangel entsteht, eher selten geworden.

Daneben gibt es alle Arten von Funktionsstörungen, wie Über- und Unterfunktion, Entzündungen usw. Bei der Überfunktion gibt es viele Abstufungen, die gefährlichste ist der Morbus Basedow, der sich auszeichnet durch die Verbindung von Kropf und hervorquellenden Augen. Gefährlich wird diese Erkrankung durch die Schädigung des Herzens, das Herz arbeitet beschleunigt, der Puls wird schneller (über 100/min), was auf die Dauer in eine Herzschwäche mündet.

Die moderne Medizin ist in der Lage, durch gezielte Untersuchungsmethoden (Hormonbestimmung im Blut, Szintigraphie mit radioaktivem Jod, Feinnadelpunktion für Gewebsuntersuchungen, um einen Krebs auszuschließen, Ultraschall) eine sehr genaue Diagnostik betreiben zu können. Es ist wichtig, eine genaue Diagnose zu stellen, um die verschiedenen Ursachen einer Schilddrüsenerkrankung abzuklären, bzw. schwere Erkrankungen wie Krebs oder ausgeprägte Über- und Unterfunktionen zu erkennen.

Es gibt nun viele Frauen, deren Schilddrüsenwerte bei der Untersuchung im Normalbereich liegen, und man doch den Eindruck einer Störung hat. Das ist bedingt durch eine streßreiche Lebenssituation; unser Körper ist in dauernder Alarmbereitschaft: Es kommt zu Schlafstörungen, nervösem Schwitzen, die Verdauung ist gestört, »nervöse« Magen-Darmstörungen, Herzrhythmusstörungen, Knödelgefühl im Hals mit Würgen. Die Patientin ist ängstlich, zittrig, hat Herzklopfen bei der geringsten Aufregung, unmotiviertes Weinen, die Erregbarkeit ist gesteigert, und es wird ein Krankheitsbild festgestellt, das man meist »vegetative Dystonie« nennt.

Da die Hormone im Körper sich gegenseitig beeinflussen, treten bei Frauen die Schilddrüsenstörungen oft zusammen mit Störungen der weiblichen Sexualhormone auf.

Hier kann auch die Pille eine Rolle spielen, meist kommen diese Beschwerden im Anschluß an eine Schwangerschaft vor oder nach einer entzündlichen Unterleibserkrankung. Diese Störungen der sich in einem recht empfindlichen Gleichgewicht befindenden Hormone lassen sich durch eine homöopathische Behandlung gut beeinflussen. Natürlich kann der Lebensstreß durch kein Medikament verringert werden. Deshalb wächst ein Kropf, wenn er operiert ist, gerne wieder nach, und die Patientin muß lebenslänglich Schilddrüsenmedikamente einnehmen, um diesem neuerlichen Wachstum vorzubeugen. Das heißt, Frauen sind durch vielfache Belastungen in Beruf und Familie und durch die täglichen Frustrationen gefährdet, an der Schilddrüse zu erkranken.

Durch eine homöopathische Arznei kann dieser Streß ebensowenig verringert werden wie durch ein Hormonpräparat.

Die homöopathische Arznei ist in der Lage, die Patientin insgesamt ruhiger werden zu lassen, was für sie die Chance bedeutet, ihren Streß anders zu beurteilen oder einzuschätzen.

Ich möchte Ihnen noch eine homöopathische Schilddrüsenarznei mit ihren Symptomen kurz vorstellen, nicht damit Sie sich selbst behandeln, das sollten Sie immer Ihrem Arzt überlassen, sondern damit Sie sehen, wie genau Symptome in ihrer Gesamtheit mit den Symptomen des Kranken übereinstimmen:

Hedera helix, der Efeu

»Herzklopfen mit Angst und Bangigkeit bei angeschwollener Schilddrüse. Große Müdigkeit und Abspannung, besser in der frischen Luft. Spannen und Ziehen am Hals, Schilddrüse schwillt an. Kopfschmerzen mit Stirnhöhlenkatarrh, Fließschnupfen, die Nase läuft besonders beim Eintritt in einen warmen Raum. Husten schlimmer in der Wärme, besser in der frischen Luft.

Übelkeit, Erbrechen, krampfartige Magenschmerzen, besonders, wenn der Magen leer ist, mit Besserung durch Essen. Magen- und Gallenblasengegend druckempfindlich. Die Patientin hat reichlich Appetit, nimmt aber trotzdem eher ab. Magen und Gallenblase verschlimmern sich bei leerem Magen. Frösteln und Kältegefühl, Schweißausbruch bei Herzklopfen und Bangigkeit. Erwacht nachts um 3 Uhr mit starken Schmerzen im linken Arm mit taubem, eingeschlafenem Gefühl. Frühjahrs- und Herbstgipfel der Beschwerden.« (Aus J. Mezger, Gesichtete homöopathische Arzneimittellehre.)

Gerade die Schilddrüse ist für den homöopathischen Arzt ein dankbares Aufgabengebiet, weil die Patientin in ihrer geistig-seelisch-körperlichen Gesamtheit erfaßt wird und die homöopathische Arznei in der Lage ist, den Menschen gesamt zu verändern, wobei gleichzeitig die gestörte Schilddrüse geheilt wird.

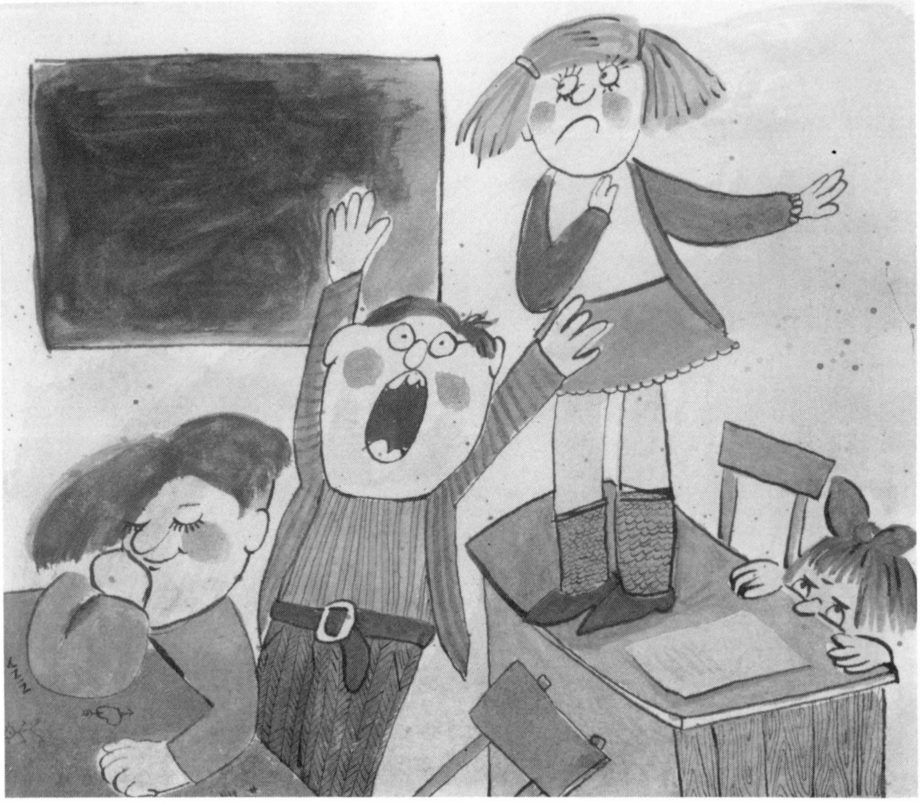

Was kann den Zappelphillipp beruhigen?

Schulprobleme

Mit dem Schulbeginn stellen sich für Eltern oft Sorgen ein, die durch Unruhe oder Konzentrationsstörungen der Kinder entstehen. In der homöopathischen Medizin haben wir Arzneien zur Hand, die hier helfend wirken können.

Die beste Arznei ist natürlich ein individuell ausgesuchtes Konstitutionsmittel, das auch den seelischen Hintergrund des Schulkindes miterfassen kann. Ein Kind, das z. B. in unbewußtem Widerstand zu Umwelt und Schule lebt, braucht eine andere Arznei als ein sensibles Kind, das von ehrgeizigen Eltern überfordert wird.

Beide Kinder haben dieselbe Rechtschreibschwäche, aber die Ursache ist völlig verschieden. Beide brauchen verschiedene Mittel, deshalb kann bei diesen komplizierten Lern- oder Verhaltensstörungen kein einfaches, in der Apotheke gekauftes homöopathisches Komplexpräparat helfen. Dazu ist die Aufnahme einer umfassenden Krankengeschichte notwendig und nur eine gezielte Arznei wirksam.

Es gibt einige einfachere Zustände, bei denen Sie die Selbstheilungskräfte Ihrer Kinder anregen können: Eine häufige Störung ist die Prüfungsangst. Obwohl die Schüler viel gelernt haben, besteht eine Erwartungsspannung vor dem Neuen, das auf sie zukommt, wie beim Lampenfieber auf der Bühne.

Jede neue Situation oder Herausforderung, z. B. bei einer Prüfung sein Wissen herzeigen zu müssen, führt zur Nervosität. Die Aufregung verpatzt dann den Erfolg.

Argentum nitricum D 12

Eine gute Arznei für diese Störung ist Argentum nitricum D 12, zweimal 5 Globuli täglich. Dabei ist das Gedächtnis schwach, die Nervosität ist mit Furchtsamkeit gepaart. Das Kind ist bei der Prüfung hastig, zögernd und zitternd. Es wird mutlos und glaubt, es würde sowieso versagen. Es traut sich nichts zu und hat eine Leere im Gehirn, die gefürchtete Mattscheibe. Vor einer Prüfung hat das Kind gerne Durchfall. Hier kann Argentum nitricum helfen.

Gelsemium D12

Führt dagegen die Prüfungsangst zu schlotternden Kniegelenken, Zittrigkeit und Schwächgefühl, ist besonders Gelsemium D12 angezeigt. Man gibt wieder zweimal 5 Globuli täglich. Diese Arznei brauchen schwächliche, erschöpfte, furchtsame junge Menschen, die der Herausforderung einer Prüfungssituation schwer gewachsen sind.

Strophantus D4

Kinder, denen bei einer Prüfung »das Herz in die Hose rutscht« brauchen Strophantus D4, zweimal 5 Globuli täglich. Diese Arznei kann auch während einer Schularbeit eingenommen werden, wenn die Konzentration nachzulassen droht. Es sind Kinder, die den Mund den ganzen Tag offen haben, ständig quasseln, aber während einer Prüfung keinen Mucks von sich geben können. Die Prüfungsangst ist dabei verbunden mit nervösem Herzklopfen.

Kalium phosphoricum D6

Viele Kinder leiden unter Konzentrationsstörungen. Eines der größten Nervenmittel der Homöopathie ist Kalium phosphoricum D6, dreimal täglich eine Tablette. Es paßt für Kinder und Jugendliche, die sich durch geistige und körperliche Schwäche leicht überarbeiten oder überanstrengen. Die Kinder sind nervös, reizbar, rasch müde. Die leichteste Arbeit wird für sie zur schweren Aufgabe. Sie sind schüchtern, auffallend ist die Mattigkeit, auch beim Lernen; nach kurzer Zeit sind sie des Lernens müde und müssen sich ablenken.

Barium carbonicum D12

Andere Kinder sind den Aufgaben der Schule nicht gewachsen, es liegt eine geistige Schwäche vor, die Konzentrationsstörung beim

Lernen entsteht durch geistige Überforderung. Diese jungen Leute zeichnen sich durch ihr kindisches Verhalten aus, evtl. sind sie auch in ihrer körperlichen oder geistigen Entwicklung zurückgeblieben. Sie begreifen nur langsam und durch ihr schlechtes Gedächtnis können sie sich den Schulstoff nur schwer merken. Diese Kinder brauchen oft Barium carbonicum D 12, zweimal 5 täglich.

Daneben besteht eine Vergrößerung der Mandeln, sie leiden häufig unter Mandelentzündungen oder Mittelohrentzündungen mit Schwerhörigkeit. Hier kann diese Arznei entscheidend zur Verbesserung der Veranlagung beitragen.

Barium carbon. ist ein großes Konstitutionsmittel und sollte eigentlich nur von einem gut ausgebildeten Homöopathen verordnet werden, der in der Lage ist, die Konstitution seiner Patienten zu beurteilen.

Agaricus D 12

Ein anderes Kind kann sich nicht konzentrieren, weil es zu nervös ist, zu unruhig. Es ist der Klassenkasperl, schneidet Grimassen, der ganze Körper zuckt, zittert oder bewegt sich ruckweise. Es kann nicht still sitzen, schwätzt dauernd mit den Nachbarn. Diese Kinder sprechen oft gut auf Agaricus D 12 an, 2mal 5 Globuli täglich.

Zu den Konzentrationsstörungen kommen hier noch disziplinäre Probleme hinzu. Ein Problem unserer Zeit stellen die sogenannten hyperaktiven Kinder dar, die unruhig zappeln, ruhelos sind, gern raufen, immer in Bewegung sein müssen. Man versucht heute, mit einer phosphatarmen Diät zu helfen. Es ist interessant, daß diese Verhaltensweisen auch dem homöopathischen Phosphor- oder Calcium phosphoricum-Typ entsprechen. Häufig sind aber bei diesen Kindern vorher andere homöopathische Arzneien angezeigt, die dem geistig-seelischen Verhalten des Kindes entsprechen.

Die Schulmedizin behandelt diese Kinder mit Amphetamin, ein Weckamin, das sicher nicht frei von Nebenwirkungen ist. Es wird dem hyperaktiven Kind ein Aufputschmittel gegeben, das aufgeputschte Kind wird durch ein Aufputschmittel ruhiger, das ist die schulmedizinische Anwendung eines homöopathischen Prinzips!

Das wäre eine kleiner Streifzug durch alltägliche Situationen, wie sie sich in der Praxis ergeben. Wichtig neben der richtigen Arznei ist die seelische Zuwendung, das Gefühl der Geborgenheit, des familiären Zusammenhaltes und die richtige Ernährung ohne ein Übermaß an Naschwerk, künstlichen Getränken usw. Auch das Fernsehen sollte auf ein vernünftiges Maß beschränkt werden, Fernsehen ist Gift für die Seele!

Wenn ein Kind unruhig schläft, könnte auch ein durch Erdstrahlen ungünstig gelegener Schlafplatz dran schuld sein.

Das heranwachsende Kind ist eine Einheit von Geist-Seele-Körper, das sensibel auf Umwelt und Familie reagiert, die Homöopathie ist in der Lage, die Selbstheilungskräfte auch bei seelischen Belastungen anzuregen.

Frauenheilkunde

Ein häufiges Problem in der frauenärztlichen Praxis betrifft Regelstörungen. Schulmedizinisch wird versucht, diese Beschwerden durch Hormongaben auszugleichen. In der Homöopathie gibt es verschiedene Arzneien, die in der Lage sind, ein Gleichgewicht in den körperlichen Hormonhaushalt zu bringen. In erster Linie handelt es sich dabei um die großen Konstitutionsarzneien, die je nach Typus ausgesucht werden müssen.

Jede gesundheitliche Störung macht sich durch verschiedene Symptome kund. Die Homöopathie versucht nicht, jedes einzelne Symptom des Patienten mit einem anderen Mittel zu behandeln, sondern behandelt den Kranken insgesamt mit einem einzigen Mittel. Der Kranke ist eine geistig-seelisch-körperliche Einheit, und diese Einheit muß mit der homöopathischen Arznei insgesamt erfaßt werden. Bei Regelstörungen wird das besonders deutlich, oft spürt die Kranke selbst den seelischen Hintergrund ihrer Beschwerden.

Eine häufig angewendete Arznei in der Frauenheilkunde ist PULSATILLA, die Kuhschelle. (Sie paßt natürlich nur, wie gesagt, wenn die Symptome von Pulsatilla vorhanden sind und darf nicht einfach »allgemein« angewendet werden.) Menschen, die Pulsatilla brauchen können, zeichnen sich durch ein besonders weiches und mildes Gemüt aus. Sie sind nachgiebig und eher schüchtern, sie weinen leicht.

Pulsatilla gehört zu den tränenreichsten Arzneien der homöopathischen Arzneimittellehre. Ebenso leicht sind diese Menschen zum Lachen zu bringen. Weitere Merkmale sind Unentschlossenheit, Wankelmut, Launenhaftigkeit. Sie können ängstlich und furchtsam sein.

Oft beginnen die ersten Schäden der Gesundheit zur Zeit der Pubertät. »Seit damals bin ich nicht richtig gesund . . .,« hört man diese Frauen klagen. Das ist die Zeit, wo die Regel einsetzen sollte, dann beginnen die verschiedensten Probleme: Blutarmut, Depression,

Bronchitis, Ausfluß usw. Eine der Hauptwirkungen dieser Arznei betrifft die Regelblutung und hormonelle Störungen. Meist ist auch der Beginn der Regel verzögert, und die jungen Mädchen und Mütter sind besorgt, weil mit 15 Jahren die Blutung noch nicht begonnen hat. Die Blutung selbst ist eher spärlich und unregelmäßig, meist verzögert. Oft ist sie mit heftigen Bauchschmerzen und Regelkrämpfen verbunden. Je schlimmer die Schmerzen werden, umso mehr beginnt die Patientin zu frösteln.

Die Schmerzen zwingen sie, sich zusammenzukrümmen. Zugleich kann ein dicker, milchiger oder ein dünner und scharfer Ausfluß auftreten, begleitet von einer Schwellung der äußeren Geschlechtsteile mit Juckreiz. Pulsatilla-Menschen frieren leicht, haben aber trotzdem eine Abneigung gegen Wärme, sie verlangen nach kühler und frischer Luft. Der Kreislauf ist träge, typisch ist ein niederer Blutdruck mit Frösteln, kalten Händen und Füßen, Blässe der Haut und Ohnmachtneigung in geschlossenen Räumen. Die Bewegung in der frischen Luft tut gut. Auch beim Essen sind sie sehr empfindlich, schwere Nahrung, wie Schweinefleisch oder zu fettes Essen, wird schlecht vertragen.

Bei starken Regelschmerzen mit diesem Charakter kommt auch noch CHAMOMILLA, die Kamille, in Frage. Die Hauptunterscheidung liegt in der seelischen Gemütsverfassung der Patientinnen. Pulsatilla ist mild und weinerlich, während Chamomilla sehr gereizt, zornig und impulsiv ist. Der Vorteil der homöopathischen Behandlung gegenüber schulmedizinischen Hormongaben liegt darin, daß sie in der Lage ist, die Hormondrüsen zu eigener, normaler Tätigkeit anregen zu können.

Viele Frauen vertragen Hormonpräparate sehr schlecht, und bei einigen (vor allem Raucherinnen!) dürfen sie nicht gegeben werden. Hier ist die homöopathische Behandlung besonders sinnvoll. Da die Homöopathie keine Körperfunktionen unterdrücken kann, gibt es auch keine homöopathische Antibabypille.

Viele Frauen leiden unter heftigen Regelkrämpfen. Die Behandlung ist oft nicht einfach, da dahinter viele Ursachen stehen können. Ein bewährtes »Krampfmittel« ist MAGNESIUM PHOSPHORICUM. Es ist ein beliebtes Mittel in der biochemischen Mineralsalztherapie nach

Dr. Schüßler. Frauen, die Magnesium phosphoricum brauchen, sind sehr kälteempfindlich, der Regelschmerz wird besser durch Druck, durch Zusammenkrümmen und durch eine heiße Wärmeflasche auf dem Bauch. Die Schmerzen sind um so heftiger, je spärlicher die Blutung ist.

Oft treten die Schmerzen schon 1 bis 2 Tage vor der Blutung auf, besonders nachts. Sie sind kolikartig, treten in Anfällen auf und sind wie blitzartig einschießend. Die Anwendung von Magnesium phosphoricum beschränkt sich natürlich nicht nur auf Regelkrämpfe. Krampfartige, neuralgische Schmerzen im Körper (sei es Kopf, Ohr, Gesicht, Brust, Ischiasnerv), die sich durch Druck und Wärme bessern, können durch diese Arznei positiv beeinflußt werden.

Die hier geschilderten Arzneien sind nur eine kleine Auswahl aus der Vielzahl der hier in Frage kommenden Mittel. Es kann nicht oft genug betont werden, an oberster Stelle in der homöopathischen Arzneimittelwahl steht das Charakteristische der Patientin in ihrer Individualität und nicht die Krankheitsdiagnose.

Die Arznei für den Herbst: Dulcamara

Wenn wir in bezug auf Krankheiten von Veranlagung sprechen, verstehen wir darunter ganz persönliche Schwachpunkte. Es läßt sich nicht erklären, warum der eine gegen Hitze empfindlich ist und der andere erfroren. Der eine streckt nachts die Füße aus dem Bett, weil ihm zu heiß ist, und andere brauchen Socken zum Schlafengehen.

Jemand liebt Fettes beim Essen, und anderen graut davor. Selbst im seelischen Bereich hat jeder Mensch seine persönlichen Schwachpunkte. Einer kommt über einen Ärger oder eine Kränkung schwer hinweg, was anderen weniger schwerfällt, dafür können diese vielleicht den Verlust eines Partners, den Tod eines geliebten Menschen oder den Verlust ihres Arbeitsplatzes schwer verkraften. Jeder von uns hat ganz bestimmte Situationen im Leben, durch die er erkranken kann, und so gibt es Menschen, die oft im Herbst krank werden.

Mütter berichten über ihre Kinder: »Herr Doktor, immer im Herbst fängt es an . . . «. Das hat oft nichts mit dem Schulbeginn zu tun, sondern mit der Wetterlage, die diese Menschen, Kinder wie Erwachsene, schlecht ertragen: Es ist die Kälte und die Feuchtigkeit. Dulcamara, der Bittersüß, ist ein Nachtschattengewächs und gedeiht auf schattigen, feucht-kühlen Waldböden.

Diese Pflanze muß also eine Kraft in sich haben, die sie befähigt, diese Bedingungen auszuhalten: nämlich das Feucht-Kühle. Es gibt Menschen, die gerade dadurch krank werden, denen genau diese Kräfte fehlen, die dem feucht-kühlen Wetter keinen Widerstand bieten können. Meist ist es ein Temperaturwechsel, der diese Menschen krank werden läßt.

Im Herbst erleben wir schöne, warme Tage, die Sonne scheint tagsüber kräftig, kaum geht sie weg, wird es kalt. Man weiß nicht, wie man sich anziehen soll. Die Tage sind heiß, aber die Nächte schon kalt.

An dieser Art des Temperaturwechsels erkranken Patienten, die Dulcamara brauchen. Oder es handelt sich um Personen, die berufsmäßig größeren Temperaturschwankungen ausgesetzt sind, die z. B. in Kühlräumen arbeiten müssen.

Heutzutage begegnen mir auch Dulcamarapatienten durch die modernen Klimaanlagen. Sport und Klimaanlagen sind ein gutes Geschäft für den Arzt. Viele Menschen vertragen auch eine starke Abkühlung der Haut nicht. Sie sind empfindlich, wenn sie zu kalt sitzen, auf einem Steinboden, in der schattigen Wiese, oder müssen nach dem Baden sofort die Badehose wechseln, sonst würden sie mit einer Blasenentzündung reagieren.

Auch die Einwirkung der feuchten Kälte läßt diese Menschen erkranken. Nasse Füße, ein nasser Boden, feucht-kalte Räume, Schlafen in feucht-kalten Betten, feuchte Kellerwohnungen führen zu häufigen Infekten oder zu rheumatischen Erkrankungen. Als Folge dieser kalten Feuchtigkeit kommt es bei Patienten, die Dulcamara brauchen, zu den verschiedensten Symptomen:

Rheumatische Beschwerden mit schmerzhafter Steifigkeit, wobei Bettwärme oder äußere Wärme guttun. Gliederschmerzen bei kaltem Wetter.

Rheumatische Beschwerden können mit Durchfall oder Hautausschlägen abwechseln. Auch die Hautausschläge sind in der kalten Jahreszeit ärger, bei Frauen auch vor oder während der Regel. Dulcamara heilt Ekzeme, Nesselausschläge, Herpes, krustige Ausschläge, Warzen, besonders die flachen am Handrücken, wenn die geschilderten Begleitumstände dazupassen!

Besonders betroffen sind die Schleimhäute. Jede Erkältung verursacht einen Katarrh: verstopfte Nase bei kaltem Regen, jede kalte Luft, auch Zugluft, verstopft die Nase, der Patient muß die Nase warm halten. Dulcamara kann beim Säuglingsschnupfen angezeigt sein. »Mein Baby hat sich schon im Spital nach der Geburt verkühlt«, klagen die Mütter.

Eitrige Augenentzündung, mit dickem, gelbem Schleim durch Verkühlung. Ohrenschmerzen durch kalte Zugluft, bei kaltem feuchtem

Wetter. Jeder Wetterwechsel von warm auf kalt führt zu einer Mandelentzündung. Längeres Stehen auf kalten Böden oder kalte, feuchte Sommertage führen zu Durchfall. Dulcamara ist ein wichtiges Mittel bei Blasenverkühlungen. Die Harnblase und die Nieren sind unsere kälteempfindlichsten Organe.

Jeder, der daran zu leiden hat, wird das bestätigen können. Jedes Kaltwerden führt zu einem lästigen Harndrang. Auch die Bronchialschleimhaut ist betroffen: spastische Bronchitis, asthmatische Atmung bei feuchtem Wetter. »Immer im Herbst beginnt die Bronchitis«, erzählen die Mütter.

Bei Schnupfen werden heute häufig abschwellende Nasentropfen verwendet. Dadurch wird der Schnupfen unterdrückt und als Folge können heftige, neuralgischen Kopf- und Gesichtsschmerzen auftreten. Auch das Leben in feuchten Wohnungen kann solche neuralgische Kopfschmerzen verursachen.

Für die homöopathische Arzneiwahl ist es egal, wie man eine Krankheit benennt, ob Asthma, Neuralgie, Rheuma, Mandelentzündung, Blasenverkühlung — bei Dulcamara wird die auslösende Ursache der Erkrankung behandelt: die spezifische Schwäche, den Wetter- und Temperaturwechsel oder feuchte Kälte ertragen zu können. Ein erfahrener homöopathischer Arzt wird das am ehesten abschätzen können. Die Jahreszeit, in der diese geschilderte Schwäche am ehesten auftritt, ist der Herbst.

Erkältungskrankheiten

Ein Blick auf die natürlichen Behandlungsmethoden der Erkältungskrankheiten ist angebracht. Bedenken wir zuerst, daß gerade das Fieber die natürlichste Abwehrmaßnahme des Körpers gegen krankmachende Erreger darstellt.
Durch das Fieber kann der Organismus die eingedrungenen Erreger unschädlich machen. Wir sollten den Körper bei dieser Arbeit unterstützen, z. B. durch einen Schwitztee aus Linden- und Holunderblüten.

Bei hohem Fieber ist eine leider in Vergessenheit geratene Methode wirkungsvoll: der Einlauf. Er dient nicht nur der Temperatursenkung, auch Schlackenstoffe werden durch diese Darmreinigung abtransportiert. Dieser Vorgang kann durch ein Saftfasten wirkungsvoll unterstützt werden. Kranke sind ja instinktiv appetitlos. Bevor wir uns mit der homöopathischen Behandlung näher befassen, möchte ich Sie auf eine erstaunliche Tatsache hinweisen.

Es ist bekannt, daß krebskranke Menschen kein Fieber oder kaum Erkältungskrankheiten kennen. Eine Ausnahme sind die bösartigen Erkrankungen des Abwehrsystems selbst, wie z. B. die Leukämie, die sich gerade durch Fieberschübe bemerkbar machen. Es besteht hier ein gewisser Gegensatz zwischen »Grippe« und Krebs. Das bedeutet, wenn jemand öfter Fieber bekommt, muß das durchaus nicht schlecht zu bewerten sein.

Bei Kindern sind 4 bis 5 fieberhafte Erkrankungen im Jahr normal. Dabei wird das Abwehrsystem gegen die verschiedenen Krankheitserreger trainiert. Wir wissen deshalb nicht, in welche Richtung wir den Menschen lenken, wenn wir jedes Fieber sofort mit fiebersenkenden chemischen Mitteln behandeln. Im Volksmund werden Erkältungskrankheiten mit dem Namen »Grippe« bezeichnet.

Die echte Grippe ist eine schwere Viruserkrankung, die durch das Grippevirus hervorgerufen wird. Es gibt aber hunderte verschiedener

Viren, die ein ähnliches Zustandsbild hervorrufen können. Die Grippeimpfung stellt eine Versicherung gegen ein paar bestimmte Krankheitserreger dar, dabei ist es wie bei den meisten abgeschlossenen Versicherungen: gegen das Ereignis, das einen trifft, ist man meist gerade nicht versichert.

Die Erkältungskrankheiten, die gewöhnlich mit einem Schnupfen und einem Katarrh der Luftwege und Kopf- und Gliederschmerzen einhergehen, bezeichnet man als grippale Infekte. Die erste Maßnahme bei einer fieberhaften Erkältung sollte die Bettruhe darstellen.

Echinacea (Kegelblume)

Eine abwehrsteigernde Wirkung gegenüber Erkältungskrankheiten hat Echinacea, die Kegelblume. In der kritischen Zeit der Ansteckungsgefahr kann Echinacea in der Urtinktur (Ø) täglich drei Tropfen vorbeugend eingenommen werden. Auch bei der Behandlung des grippalen Infekts kann es eingesetzt werden. Dabei nimmt man dreimal 5 bis 10 Tropfen, wenn sich der Kranke matt und erschöpft fühlt. Die Glieder tun weh, er wird ungeduldig und bevor er noch richtig krank wird, fragt er sich, wann er endlich wieder gesund wird, weil er sich schon so krank fühlt.

Echinacea hat sich zu einem durch die Erfahrung oft bestätigten Vorbeugemittel entwickelt. Da die Homöopathie eine ganz auf die persönlichen Symptome abgestimmte Heilmethode ist, lassen sich eigentlich keine Arzneien im vorhinein bestimmen. Oft hängt die Wahl der richtigen Arznei von der Witterung ab, die die Krankheit ausgelöst hat.

Camphora rubini (Urtinktur)

Wenn jemand durchgefroren ist und sich verkühlt hat, kann man eine Erkrankung oft noch mit Camphora Rubini Urtinktur (Ø) abfangen. Man nimmt 5 Tropfen auf einem Stück Zucker oder in einem Glas Wasser. Bei Kindern genügt ein Tropfen, Säuglingen und Kleinkindern sind diese alkoholischen Auszüge nicht zu empfehlen, da kann man auf Echinacea D3 Globuli ausweichen.

Wenn Patienten unter laufender homöopathischer Behandlung stehen, muß der behandelnde Arzt davon in Kenntnis gesetzt werden, denn Kampfer (= Camphora) hebt die Wirkung der meisten homöopathischen Arzneien auf! Deshalb sollen während einer homöopathischen Therapie weder stark riechende Einreibemittel für Gelenke oder die Brust, noch stark riechende Inhalationen verwendet werden, da diese meist Kampfer enthalten.

Aconit (Blauer Eisenhut)

Krankheiten, die bei kaltem und trockenem Wetter auftreten, brauchen meist Aconit D30, einmal 5 Globuli. Meist herrscht sonniges Winterwetter, dem Patienten ist es zu warm, er zieht sich aus, unterkühlt sich dabei und wenn er wieder ins Haus kommt, beginnt er zu niesen, und es fröstelt ihn.

Wenn in diesem frühen Zustand Aconit (Blauer Eisenhut, Sturmhut) gegeben wird, läßt sich die Krankheit abfangen.

Bryonia (Zaunrübe)

In einem milden Winter oder in den Übergangszeiten entstehen Bryonia-Zustände: Der Patient spürt, daß er krank wird, hat steife, schmerzhafte Glieder, fühlt sich unwohl und möchte sich am liebsten nicht bewegen. Meist kommt es neben den Muskelschmerzen zu starken Kopfschmerzen.

Der Kranke hat ein Bedürfnis nach Ruhe und wird sehr gereizt. Er ist verstopft und hat Verlangen nach kühlen Getränken. Die katarrhalischen Erscheinungen beginnen mit Niesen, das aber rasch in einen schmerzhaften, trockenen Husten übergeht. Von Bryonia (Zaunrübe) in der D4 können dreimal 5 Glob. täglich gegeben werden.

Eupatorium perfoliatum (Wasserhanf)

Ein ausgeprägtes Krankheitsgefühl mit Muskel- und Rückenschmerzen hat Eupatorium perfoliatum (Wasserhanf). Der Kranke fühlt sich ruhelos, aber jede Bewegung tut weh, ihn fröstelt, er muß sich

sich zudecken. Auch der Magen und die Galle sind betroffen, dem Kranken ist schlecht, er hat Brechreiz, der bis zu galligem Erbrechen führen kann. Man gibt Eupat. perf. D4, dreimal 15 Globuli täglich.

Nux vomica (Brechnuß)

Menschen, die Nux vomica (Brechnuß) brauchen, sind äußerst anfällig für kalte Luft und Zugluft. Kaum wird irgendein Körperteil zu kalt, sei es der Kopf durch Naßwerden, Haareschneiden, Zugluft, oder das Gesäß durch Sitzen auf kaltem Boden, hat der Betroffene sofort Schnupfen.

Der Kranke leidet unter seiner verstopften Nase, besonders nachts, im warmen Zimmer rinnt der Schnupfen und im Freien ist die Nase wieder verstopft.

Auch dieser Patient ist gereizt und ungeduldig, der Bryonia-Patient will seine Ruhe haben, während der Nux vomica-Patient explodiert. Auch in der Behandlung der Erkältungskrankheiten sind diese seelischen Feinheiten wesentlich für den Erfolg der Therapie. Nux vom. wird in der D4 dreimal täglich gegeben.

Dulcamara (Bittersüß)

Krankheiten, die bei Wetterumschwüngen von schönem Wetter auf feuchtkaltes Wetter entstehen, brauchen Dulcamara (Bittersüß), in der D4, dreimal täglich.

Oder Sie setzen sich bei einem Herbstspaziergang auf die feuchte Wiese und merken zu Hause, daß Sie sich die Blase verkühlt oder sich einen Schnupfen geholt haben. Dulcamara Patienten sind besonders für die feuchte Kälte anfällig, besonders nach Temperaturwechsel von warm auf kalt. Dann bekommt der Kranke seinen Katarrh: Nase, Bronchien, Blase, Darm (siehe auch Seite 108 ff.).

Diese hier erwähnten Arzneien führen zusammen mit den allgemein angegebenen Maßnahmen dann zum Erfolg, wenn bei der Auswahl der Arznei die angeführten Umstände mitberücksichtigt werden. Es ist von Vorteil, die Arzneien als homöopathische Familienapotheke zu

Hause vorrätig zu haben. Natürlich enthebt die homöopathische Behandlung nicht der Verantwortung einer ärztlichen Kontrolle. Die homöopathische Behandlung fördert die natürliche Ausscheidung der Schlackenstoffe, die als Schweiß, Katarrh (Schnupfen), Eiter ausgeschieden werden und nicht unterdrückt werden sollen.

Durch diese Behandlung wird der Organismus am ehesten vor einer Verschlackung bewahrt, die den Weg zu einer chronischen Krankheit bahnen kann.

Kreislaufprobleme

Die Bandbreite der Kreislauferkrankungen ist weit, sie reicht von leichtem Unwohlsein und Schwindelgefühl bis zum Herzinfarkt und Schlaganfall. Relativ häufig verbreitet sind die Symptome des niederen Blutdruckes, wie Schwindel beim Aufstehen, Schwarzwerden vor den Augen, schwere Beine, Kopfschmerzen und vor allem ständige Müdigkeit. Unter Ärzten wird zwar vielfach diskutiert, ob der niedere Blutdruck überhaupt eine Krankheit sei, Tatsache ist, daß viele Menschen, besonders Frauen, darunter leiden. Gerade die Kneippbehandlungen haben hier einiges zu bieten mit ihren Wasseranwendungen, Tees, Ernährungsregeln, Gedanken über vernünftige Lebensweise etc.

Haplopappus

Neben diesen Ratschlägen hat sich in der Praxis die homöopathische Arznei Haplopappus in der D3 bewährt. Haplopappus ist eine Pflanze aus der Familie der Korbblütlergewächse (wie Arnika, Gänseblümchen, Kegelblume) und wächst in den südamerikanischen Anden, wo sie in der Volksmedizin Verwendung findet. Sie eignet sich für Menschen, die dauernd erschöpft sind, unter Müdigkeit, Kopfschmerzen und Schwindelgefühl leiden. Es besteht eine Neigung zur Kreislauflabilität mit Herzklopfen, Herzstolpern. Mit dieser Arznei bessert sich oft nicht nur das körperliche Wohlbefinden, sondern auch die psychische Situation, da diese Patienten gleichzeitig unter depressiver Verstimmung leiden. Diese Arznei sollte für vier Wochen genommen werden (3mal 10 Tropfen).

Niederer Blutdruck

Bei Problemen mit niederem Blutdruck sind gewisse Situationen vorher auszuschließen: gerade nach Grippe oder fieberhaften Erkältungskrankheiten, die nicht richtig ausgeheilt sind, wobei es nicht genügend zu Ausscheidungen wie Schweiß, Katarrh und Eiter kommt, bleiben im Körper »Schlackenstoffe« zurück, die dann zu dieser Müdigkeit führen. Oft sagen Patienten: »Herr Doktor, seit der Grippe damals habe ich mich nicht mehr richtig erholt . . .« Hier müssen erst einmal diese Ausscheidungen aktiviert werden.

Vielfach werden die Symptome des niederen Blutdruckes auch durch eine chronische Nebennierenschwäche ausgelöst, was auf verschiedene Ursachen zurückgeführt werden kann: Vererbung (wie bei Migränefamilien), Allergien, geopathische Belastungen (Wasseradern etc.), Umweltbelastungen, Impfungen etc.

Zivilisationsschaden

Der größere Anteil an Kreislauferkrankungen wie hoher Blutdruck und in der Folge Gefäßverkalkung, Herzinfarkt, Schlaganfall ist ein Zivilisationsschaden und wird durch unsere eiweißreiche Ernährung mitverursacht. Das überschüssige Eiweiß wird im Körper gespeichert und verstopft die Blutgefäße. Wenn sich die Blutgefäße verstopfen, muß sich der Blutdruck automatisch erhöhen, und kein Medikament der Welt kann diese Verstopfung wieder beheben. Hier muß eine gezielte Ernährung unbedingt Bestandteil der Behandlung sein. Typischerweise sehen wir diese Ernährungsprobleme bei unseren zuckerkranken Patienten.

Alle Komplikationen der Zuckerkrankheit wie Erblindung, Nierenschäden, Gefäßverkalkung, Raucherbein sind nicht durch den erhöhten Blutzucker bedingt, sondern eine Folge der durch zu viel Eiweiß in der Nahrung verstopften Blutgefäße. Der Glaube, mit einer Arznei allein diese Probleme in den Griff zu bekommen, ist ein Irrtum.

Strophantus

Eine Arznei möchte ich jedem Herzinfarktpatienten empfehlen: Strophantus in der D2, 3mal 5 Tropfen täglich, die Tropfen nicht sofort schlucken, sondern etwas im Mund lassen. Strophantus ist nicht nur eine Arznei für das nervöse Herz oder für Situationen, wo einem »das Herz in die Hose rutscht«, wie es bei der Prüfungsangst beschrieben wurde. Strophantin wurde früher von den Ärzten bei Herzschwäche gerne gespritzt, der Nachteil ist, daß man nicht über einen längeren Zeitraum öfter täglich eine Spritze bekommen kann.

Die Strophantinspritze kann natürlich nicht durch die homöopathischen Strophantintropfen ersetzt werden, aber in der Nachbehandlung nach Herzinfarkt oder Angina pectoris (Herzkranzgefäßverengung) sind sie mir unentbehrlich.

Crataegus

Prof. Dorcsi nannte einmal Crataegus (Weißdorn) das »Zahnbürstl für das Herz«. Wie zum täglichen Leben das Zähneputzen gehört, so sind Strophantus und Crataegus in der Herzbehandlung nicht zu ersetzen.

Gerade der Weißdorn ist ein Beispiel, wie eine bewährte Arznei der Homöopathie von der Schulmedizin übernommen wird. Durch seine durchblutungssteigernde Wirkung hat es nicht nur einen Einfluß auf das geschwächte Altersherz, sondern auch auf durch Herzschwäche bedingte Beschwerden, wie die Schlaflosigkeit alter Menschen. Deshalb fehlt der Weißdorn auch kaum in einem guten Herz-Kreislauf-Tee.

Es ist ein gutes Mittel bei Kreislaufschwäche nach grippalen Infekten. Wenn die Herzschwäche auf Digitalispräparate nicht mehr so richtig ansprechen will, kann man es zusätzlich mit Crataegus in der Urtinktur, 3mal 10 bis 20 Tropfen täglich, versuchen.

Gefäßverkalkung

Die Gefäßverkalkung der Gehirn- und Herzkranzgefäße ist zu einer der häufigsten Krankheitsursachen geworden, die zum Tode führende Krankheiten hervorruft. Für ihre Entstehung wurde schon die Ernährung erwähnt, aber neben diesen zivilisatorischen Einflüssen, wie Essen, Alkohol, Rauchen spielen auch die Seele und das Gefühlsleben eine wichtige Rolle.

Es gibt kaum einen Herzinfarkt ohne psychische Ärgerkonflikte. Der Zivilisationsschaden ist Voraussetzung, aber das auslösende Moment ist ein seelischer Ärgerkonflikt! Beim Schlaganfall ist es meist ähnlich. Diese Faktoren sind bei einer Behandlung mitzuberücksichtigen, um eine Wiederholung zu vermeiden.

Gingko biloba

Wie Crataegus in der schulmedizinischen Behandlung Aufnahme fand, wurde auch Gingko biloba von der Schulmedizin bei Gehirngefäßverkalkung übernommen und wird als Handelspräparat (Tebonin®) von den Krankenkassen bezahlt. Verwendet wird ein Auszug der Blätter des Gingkobaumes, der in Japan und China als Tempelbaum kultiviert wurde.

Die Hauptwirkung beruht in einer Steigerung der Durchblutung des Gehirns und Gingko, auch als homöopathische Urtinktur, ist angezeigt bei arteriosklerotischen Durchblutungsstörungen, die mit Müdigkeit, Benommenheit, Schwindel und Erschöpfungsgefühl einhergehen.

Es gibt keine von der Person des Kranken unabhängige Krankheiten, wie man Kranke erlebt, die einfach ihr Schicksal zu erfüllen haben, ebenso sieht man Kranke, die ihr Leiden durch Lebensänderung und Arznei überwinden können. Es gibt nur wenige Krankheiten, bei denen eine Änderung der Lebensgewohnheiten so entscheidend ist wie bei Herz- und Gefäßerkrankungen.

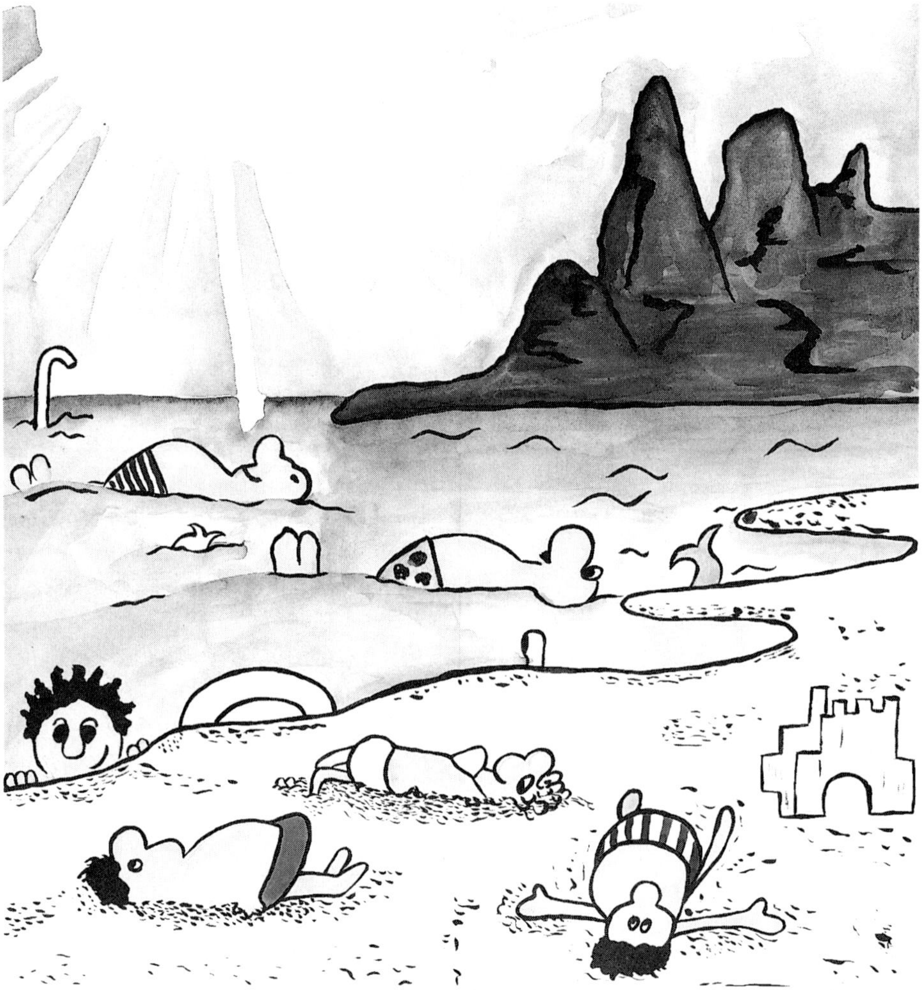

Sonnenbaden — mit Vorsicht!

Die Folgen der Sonne

Spätestens seit den Warnungen der Ärzte vor den Gefahren des Sonnenbrandes sind in der Bevölkerung die negativen Folgen der zu starken Sonnenbestrahlung bekannt. Der bösartige Hautkrebs, in der Fachsprache »malignes Melanom« genannt, gehört heutzutage zu den bösartigsten Erkrankungen überhaupt und nimmt sehr rasch zu: Während im Jahr 1933 eine Person von 1500 Personen ein malignes Melanom bekam, war es im Jahr 1991 eine Person von 105 und es wird bis zum Jahr 2000 eine Person von 75 Personen sein, die daran erkrankt. Unter den Ursachen für diese rasante Zunahme spielt sicher das Sonnenlicht eine wesentliche Rolle. Je mehr Sonnenbrände jemand in seiner Jugend hatte, umso größer ist das Risiko. Deshalb sind Menschen mit heller Haut, mit rotblondem Haar und heller Augenfarbe eher gefährdet, da sie eine schlechte Bräunungstendenz aufweisen.

Es ist von Bedeutung, daß in unserer Zivilisation der Typ des jungen, braungebrannten Menschen noch immer als Schönheitsideal gilt. Die Hellen werden als »Topfenneger« verlacht. Mit Braunsein wird noch immer Urlaub am Meer, Freizeit, Geld und Vergnügen verbunden. Dabei altert die sonnengegerbte Haut viel schneller, und ältere Menschen, die sich in ihrer Jugend oft der Sonnenbestrahlung ausgesetzt haben, bekommen eine runzlige Haut und sehen aus wie Dörrzwetschken. Aber davon lebt die Kosmetikindustrie.

Wahrscheinlich hat sich in den letzten Jahren auch die Qualität der Sonnenstrahlen verändert. Gerade Landwirte, die viel im Freien arbeiten müssen, berichten, daß sie jetzt viel eher einen Sonnenbrand bekommen als früher. Neben der Zerstörung der Ozonschicht spielen sicher Umweltschadstoffe bei der zunehmenden Aggressivität der Sonnenstrahlen eine Rolle. Das ist der Preis, den wir für unser umweltzerstörendes Verhalten bezahlen müssen. Sonnenstrahlen sind normalerweise nicht schädlich, im Gegenteil, sie haben große Heilkraft, und berühmte Naturheilärzte wie Dr. BIRCHER-BENNER haben bewußt Sonnenbäder in ihrer Behandlung eingesetzt. Auch hier bewahrheitet sich der Spruch des Paracelsus: Es ist eine Frage der Dosis, daß ein Stoff zum Gift wird.

Was läßt sich nun bei einem Sonnenbrand homöopathisch empfehlen? Wie bei anderen Verbrennungen auch, bewährt sich eine Salbe mit ARISTOLOCHIA in der Urtinktur. Aristolochia, Osterluzei, hat sich in der Heilkräuterbehandlung den Ruf erworben, bei Wundeiterungen von großem Nutzen zu sein.

Der deutsche Homöopath JULIUS MEZGER, der eine Arzneimittelprüfung mit Aristolochia durchführte, schreibt: »Bei Brandwunden kenne ich kein besseres Mittel als die Aristolochiasalbe. Auch vermag diese, schnell nach dem Brennen aufgebracht, meist das Aufschießen von Brandblasen verhindern.«

Mezger hat mit dieser Salbe auch gute Erfahrungen gemacht bei wundem Gesäß (»Wolf«) und infizierten Marschblasen an den Füßen, was er bei den Soldaten des 2. Weltkrieges oftmals beobachten konnte. Die Salbe muß vom Apotheker hergestellt werden, wobei eine Verdünnung im Verhältnis 1 : 10 mit einer Salbengrundlage genügt.

Aristolochia ist in Deutschland zur Zeit in Verruf gekommen, da ein Pflanzenauszug in sehr hoher Dosierung bei Ratten Magenkrebs auslösen konnte. Deshalb ist in Deutschland die Verwendung von Aristolochia unter der 12. Dezimalpotenz verboten. Das ist nur ein Beweis für die Heilkräftigkeit dieser Pflanze. In der Homöopathie werden viele giftige Stoffe verwendet (Quecksilber oder Belladonna z.B.), es kommt immer auf die Dosierung an.

Auch homöopathische Medikamente müssen, trotz ihrer Natürlichkeit, immer mit Vorsicht angewandt und sollen niemals leichtfertig eingesetzt werden. Ich habe gerade mit Aristolochia bei Verbrennungen schon einige gute Erfahrungen machen können.

RAVI ROY empfiehlt in seinem Buch »Selbstheilung durch Homöopathie« bei Sonnenbrand und Verbrennungen 1. und 2. Grades Kompressen mit Essig. Der Vorteil ist, daß Essig meist in jedem Haushalt vorhanden und schnell griffbereit ist. Es darf keine Essigessenz sein, sondern natürlicher Essig, der mittels Kompressen auf die schmerzenden

Stellen aufgelegt wird. Die in Essig getränkten Kompressen werden erneuert, sobald sich die Schmerzen wieder melden.

Es kann passieren, daß jemand in der Sonne einschläft und einen »Sonnenstich« bekommt. Der Kranke erwacht mit brennender Hitze, besonders am Kopf, die Haut am Körper brennt, er ist ruhelos, ängstlich und durstig. Beim Aufstehen wird ihm schlecht und er wird blaß im Gesicht, hat pulsierende Kopfschmerzen, das Herz arbeitet schneller und er verspürt ein heftiges Herzklopfen. In diesem Stadium ist ACONIT D30, der Sturmhut, angezeigt. Eine Gabe von 5 Globuli oder 5 Tropfen kann nach einer halben Stunde wiederholt werden.

Wenn jemand öfter zu Sonnenstichen neigt, oder nach einem Sonnenstich länger geschwächt bleibt, muß er eine konstitutionelle homöopathische Behandlung durchführen. Auch die heute so verbreitete Sonnenallergie, mit dem juckenden Bläschenausschlag, kann nur durch eine homöopathische Konstitutionsbehandlung geheilt werden., wobei zuerst (nach Prof. DORCSI) ein Versuch mit Acidum fluoricum D12 (2mal 5 Globuli) gemacht werden kann.

Sportverletzungen

Rasche Hilfe können Homöopathen bei Sportunfällen bringen. Der Einnahme von Medikamenten muß eine ärztliche Diagnosestellung vorangehen, die die Art der Verletzung abklärt und ob eventuell eine chirurgische Behandlung vorzunehmen ist.

Die schnelle und ungestörte Heilung nach einem Unfall ist Sache der körpereigenen Lebenskraft, und diese läßt sich durch homöopathische Arzneien gut beeinflussen.

Ein bekannter Orthopäde sagte einmal, die meisten Patienten bekomme ein Arzt als Folge von Klimaanlagen und sportlicher Betätigung.

Die häufigsten Verletzungen bei Fußballspielern sind Verstauchungen und Zerrungen der Gelenkbänder. Besonders betroffen sind die Knie- und Sprunggelenke. Die erste Arznei, an die man hier als Homöopath denkt, ist RHUS TOXICODENDRON, der Giftsumach. Man gibt die D 12 2- bis 3mal täglich. Rhus toxicodendron ist allgemein ein wichtiges Mittel für Gelenkrheuma, wenn Kälte und Feuchtigkeit verschlimmern, die Schmerzen in der Ruhe stärker werden und besonders die ersten Bewegungen sehr schmerzhaft sind. Wärme bessert in jeder Weise. Bei frischen Sportverletzungen ist es jetzt üblich, zuerst eine Kälte- oder Eispackung anzuwenden. Einem Rhus toxicodendron-Patienten wird das nicht gut bekommen. Wem die Kältebehandlung gut tut, der braucht am ehesten LEDUM D 12 für seine gezerrten Bänder. Ledum, der Sumpfporst, ist auch eine wichtige Arznei gegen Rheuma, dabei ist der Patient genauso frostig wie bei Rhus toxicodendron, trotzdem mag er warme Anwendungen nicht, und Kühles bessert. Ledum ist neben Rhus toxicodendron die wichtigste Arznei bei Verstauchungen und Zerrungen, beide werden am ehesten durch die Reaktion auf Kälte und Wärme unterschieden.

Viele Beschwerden der Fußballspieler entstehen durch Fußtritte, die besonders am Schienbein heftige Schmerzen auslösen können:

wieder Rhus toxicodendron D12 3mal täglich und als Folgemittel Ruta D12, die Weinraute. Fußtritte in weiche Körperpartien wie Waden, Oberschenkel und Gesäß brauchen Arnica D12. Bei allen Verletzungen, die mit einem Bluterguß verbunden sind, ist zuerst an Arnica zu denken. Arnica, der Bergwohlverlei, wird in der D12 dreimal täglich gegeben.

Auch ein Schlag auf die Brust kann heftige Schmerzen verursachen, wobei das Gefühl auftreten kann, als ob das Herz in einem Schraubstock eingeklemmt sei (Angina pectoris). Hier ist Arnica ebenfalls nützlich. Es können auch Kompressen mit kaltem Wasser, dem man einige Tropfen einer Arnicatinktur beimischt, gegeben werden. Jede gröbere Verletzung löst zusätzlich einen nervösen Schock aus, der gerade durch Arnica in höheren Potenzen beseitigt wird. Auch Schläge auf Augen, Nase (mit Nasenbluten), Schädel bedürfen zuerst der Arnika. Wenn das Nasenbluten während eines Spieles nicht aufhören will, kann man auch Ferrum phosphoricum D12 einsetzen.

Die beste Arznei, wenn ein Tennisball auf ein Auge trifft, ist Symphytum, der Beinwell. Hier wird die D12 zuerst halbstündlich gegeben. Natürlich soll ein Augenarzt zu Rate gezogen werden, ob eine innere Blutung oder Netzhautablösung vorliegt.

Kommt es durch schwere Verletzungen zu Knochenbrüchen, kann nach einer unfallchirurgischen Versorgung innerlich Symphytum, der Beinwell, gegeben werden (D6, 3x5 tgl. für einige Wochen). Damit kann man eine schnelle und vor allem komplikationslosere Knochenheilung bewirken. Muskelschmerzen, entstanden durch zu intensives Training, brauchen zuerst Arnica oder Rhus toxicodendron.

Ein lästiges Symptom bei Überanstrengung sind Wadenkrämpfe, die bei Schwimmern gefährlich werden können. Hier kann Cuprum metallicum D12 (Metallisches Kupfer) Hilfe (auch vorbeugend) bringen.

Calendula

Eine in der Volksmedizin gern gebrauchte Pflanze ist die Ringelblume. Sie sollte nicht nur äußerlich als Salbe Anwendung finden. Sie leistet

Großartiges gerade in homöopathisch potenzierter Form in Tropfen oder Globuli, innerlich gegeben in der D3, D6 oder D12. Calendula, wie die Ringelblume genannt wird, wirkt bei äußeren Verletzungen einer Wundinfektion entgegen. Sie ist besonders angezeigt bei Verletzungen, die mit Gewebsverlust verbunden sind, z. B. bei Rißquetschwunden, den abgeschürften und aufgeschlagenen Knien der Kinder, angeschlagenen Zehen beim Schwimmen usw.

Wenn durch Verletzung die Haut beschädigt wird, und eine gerissene oder zackige Wunde entsteht, ist die Gefahr einer Entzündung, einer Eiterung um die Wunde besonders groß. Hier läßt sich mit Calendula die Wundheilung beschleunigen, vor allem wird einer Heilungsstörung vorgebeugt. Calendula läßt sich in der Urtinktur äußerlich für Umschläge verwenden. Bei Hautabschürfungen, bei zerfransten Wunden kann man Calendula 1 : 4 oder 1 : 6 mit Wasser verdünnt anwenden. Auf eine frische Wunde sollte man keine kalten Anwendungen geben, sondern warmes Wasser nehmen. Bei frischen Verstauchungen und Prellungen, wobei die äußere Haut intakt bleibt, läßt sich mit Kälte eine Schwellung verhindern, aber auf eine offene Wunde sollte man kein kaltes Wasser geben.

Calendula wird homöopathisch beim Wundfieber gegeben, aber nur nach ärztlicher Rücksprache beim Hausarzt. Es fördert nicht nur die Heilung, es nimmt auch den Wundschmerz. Unverhältnismäßig starke Schmerzen bei Verletzungen sprechen oft auf diese Arznei an. Es ist nützlich als blutstillendes Mittel nach Zahnextraktionen, wie Arnica, es kann auch als Spülung 1 : 6 verdünnt, verwendet werden. Wenn bei einer Verletzung starke Schmerzen auftreten und es gleichzeitig zu einem Wundfieber mit Eiterbildung kommt, ist zuerst an Calendula zu denken. Die Ringelblume eignet sich nach geburtsbedingten Einrissen am Damm, z. B. nach Zangengeburt. Bei oberflächlichen Brandwunden oder Verbrühungen verhindert sie eine Eiterung.

Hypericum

Eine weitere wichtige Arznei, die in der Volksmedizin breite Anwendung findet, ist das Johanniskraut, Hypericum. Die leuchtend gelben Blütenblätter werden gerne gesammelt und als Tee gegen nervöse

Verstimmung und Depressionen getrunken. Als homoöpathische Arznei wird es innerlich in der D12 zweimal 5 Globuli oder Tropfen täglich, eingenommen. Es ist die »Arnica für die Nerven«. Wenn Verletzungen sehr schmerzhaft sind und die Wunde sich entzündet, denken wir an Calendula. Bei Hypericum ist die Wunde deshalb sehr schmerzhaft, weil sie in einem nervenreichen Gebiet liegt und Nerven mitverletzt wurden.
Beispiele wären die Fingerquetschung, der berühmte Hammerschlag auf den Finger beim Nägeleinschlagen, Verletzungen der Wirbelsäule, der Fall auf das Steißbein, das Peitschenschlagtrauma der Halswirbelsäule nach Autounfällen, besonders schmerzhaft sind Verletzungen um das Nagelbett herum, auch Verletzungen im Mund, abgebrochene Zähne usw. oder Verletzungen durch Eintreten von Nägeln, Nadeln, Splittern. Schlimme Folgen durch Erschütterung des Kopfes, durch Schläge auf den Kopf.
Auch bei Rißwunden, bei denen ein unerträglicher Schmerz besteht, weil meist ein Nerv mitbetroffen ist. Es ist eines der besten Mittel zur Schmerzstillung nach Operationen. Wenn nach einer Verletzung eine nervöse Depression auftritt, oder Krämpfe nach Verletzungen entstehen, kann Hypericum angezeigt sein. Für jede Verletzung, bei der die Nerven mitbeteiligt sind, ist Hypericum eine großartige Arznei.

In der Akutbehandlung von Verletzungen wird man je nach Stadium der Verletzung mehrere Arzneien hintereinander anwenden müssen. Man kann mit Arnica beginnen und wird Calendula oder Hypericum nachfolgen lassen.

Jede Verletzung muß natürlich ärztlich abgeklärt werden. Oft ist man überrascht, wie schnell und komplikationslos Verletzungen oder Sportschäden unter homöopathischer Begleittherapie abheilen.

Die Leiden des Faschings

Feste feiern — eigentlich erst hinterher bemerkt man, daß man sich doch überschätzt, doch zuviel zugemutet hat. Es waren ein paar Achterl mehr als geplant, beim letzten Rock'n Roll ist es ins Kreuz gefahren, man war verschwitzt und hat auf der kalten Straße noch einige Worte geplaudert. Ganz abgesehen vom Ballnachbarn, der geniest hat, und seither hat man ein grippiges Gefühl.
Oder man hat einfach zuviel gegessen, wollte kein Spielverderber sein und konnte nicht »Nein!« sagen. Natürlich genügt oft ein einfaches Aushungern am nächsten Tag, und ein starker Kaffee oder Pfefferminztee tun es auch. Aber man kann die Heilung, vor allem bei starken Beschwerden durch verschiedene homöopathische Arzneien unterstützen:

ANTIMONIUM CRUDUM, D 12, 2mal 5 Globuli (der Grauspießglanz) bei Folge von zuviel Essen. Die Magenstörung tritt vor allem nach Durcheinanderessen auf. Magen- und Darmbeschwerden nach Saurem, besonders nach saurem Wein.

Diese Patienten haben ein Verlangen nach sauren Dingen, sie trinken gerne den Essig vom Salat aus, sie essen gerne sauren Fisch oder trinken sauren Orangensaft am Morgen, um sich wieder fit zu machen. Sie verlangen nach sauer eingelegtem Gemüse (Essiggurkerl, Pickles). Magen- und Darmbeschwerden durch Magenüberladung (vom Buffet, vor allem, wenn es gratis war). Langes Aufstoßen mit dem Geschmack des Gegessenen. Typisch für Antimonium crudum bei Magenbeschwerden ist eine dick-milchigweiß belegte Zunge.

Verbunden mit den Verdauungsstörungen sind oft andere Symptome wie Kopfschmerzen, Gichtanfälle, rheumatische Beschwerden, Fieber etc.

Die Stimmung des Patienten in diesem Zustand ist natürlich gereizt, grantig, mürrisch, der Patient will nicht sprechen oder angesprochen werden. Am besten man läßt ihn, oder sie, eine zeitlang in Ruhe.

Der Patient kann dann um sein Schicksal sehr besorgt sein, traurig und zutiefst verzweifelt sein. Abgesehen von dieser akuten Magenproblematik ist der (oder die) Patient(in) sehr sentimental, in einer romantischen Stimmung, besonders beim Mondschein, hat viel übrig für eine romantische Atmosphäre, Kerzenlicht usw. Auf Grund dieser ekstatischen Verliebtheit sind sie anfällig für Liebesenttäuschungen (nicht nur im Fasching).

Ähnlich in diesem Punkt ist IGNATIA, eine wichtige homöopathische Arznei bei allen Arten von Kummer. Auch der Kummer schlägt sich leicht auf den Magen, der Appetit fehlt ganz, es ekelt vor jedem Essen. Kein Durst.

Der Magen des ANTIMON. CRUD.-Patienten ist berührungsempfindlich und schmerzhaft auf Druck. Der Bauch ist nach dem Essen aufgebläht, Völlegefühl im Bauch. Der Stuhl ist oft flüssig, gemischt mit Klumpen. Oder Durchfall und Verstopfung wechseln ab, eventuell verbunden mit Schleimabgang.

Ich habe absichtlich ANTIMONIUM CRUDUM etwas ausführlicher erwähnt, da bei diesen Beschwerden zuerst immer wieder NUX VOMICA genannt wird. Ein Antimon.crud.-Zustand entsteht eher vom Durcheinanderessen und -trinken. »Gestern habe ich wieder zu viel gemischt«, klagen diese Patienten.

Ein Nux vomica-Zustand ist eher die Folge bei nervösen Menschen, die sich mit Alkohol und Zigaretten zu beruhigen versuchen. Ein Nux vomica Patient bevorzugt eher scharfe Getränke, während ein Antimon.crud.-Patient durch zu viel Saures krank wird.

NUX VOMICA, die Brechnuß, D 12, 2mal 5 Globuli, ist ein hervorragendes Heilmittel für viele Beschwerden des modernen Lebens. Der typische Nux vomica-Patient ist aktiv, nervös und gereizt. Er hat viel Streß und Hektik, ist von seiner Arbeit überfordert, in seine Geschäfte eingespannt und hat Sorgen und Ängste.

Diese übermäßigen Belastungen kann er nur aushalten, wenn er Reizmittel zu sich nimmt: Kaffee, Zigaretten, Wein, Whisky etc. und davon nicht wenig, er kann sogar zu Beruhigungstabletten greifen, wenn der Tabak seine Nervosität nicht mildern kann.

Durch den Alkohol vergißt er die mühsame Tagesarbeit, er kommt spät ins Bett und hat am nächsten Morgen Kopfschmerzen, Verstopfung, Magenschmerzen und eine äußerst gereizte Laune. Nun muß er Kopfwehpulver, Abführmittel und starken Kaffee zu sich nehmen, um wieder munter zu werden. So eine Lebensweise muß auf die Dauer zu Überreizung des Nervensystems und weiteren Gesundheitsstörungen führen. Da dieser Lebensweise eher Männer ausgesetzt sind, wird Nux vomica gerne Männermittel genannt. Heute stimmt das meist nicht mehr so ganz.

Eine Arznei, eher bei Frauen als Folge von zuviel Essen und Trinken angezeigt, ist PULSATILLA, die Kuhschelle. Hierbei tritt die Magenstörung eher nach zu fettem Essen auf (Schweinsbraten, Mayonnaise, Torten mit Buttercreme usw.). Der Anblick von Schweinefleisch oder sogar das bloße Denken daran ekelt. Magenaufblähung nach dem Essen, versetzte Blähungen im Bauch, an verschiedenen Stellen drükkend. Durchfall, sobald man ißt. Während der Nux vomica-Patient sehr kälteempfindlich ist, hat die Pulsatilla-Patientin ein Verlangen nach frischer Luft. Auch die Kopfschmerzen bessert das Gehen im Freien. Wie Antimonium crudum als Folge von zu Saurem entsteht, ist Pulsatilla als Folge von zu Fettem angezeigt. Ekelhafte Übelkeit und Würgen nach zu fettem Essen.

Noch ein Mittel für rheumatische Beschwerden nach zu heftiger körperlicher Anstrengung (Tanzen, Schneeschaufeln, Squash) mit Rükken- und Gliederschmerzen ist RHUS TOXICODENDRON, D 12, 2mal 5 Globuli täglich. An Rhus tox., den Giftsumach, muß man in erster Linie denken, wenn die Gelenk- und Rheumaschmerzen eher in der Ruhe auftreten und bei fortgesetzter Bewegung besser werden. Rhus tox.-Patienten sind sehr kälteempfindlich. Alles, was warm ist, tut gut.

Das sind Mittelbeschreibungen für turbulente Zeiten, wenn Beschwerden länger dauern oder immer wieder kommen, muß ein homöopathischer Arzt ein gezieltes Mittel verschreiben.

DIE HAUSAPOTHEKE

Erkältungskrankheiten

Ein Arzt der Antike hat den berühmten Ausspruch getan: »Gib mir ein Mittel, welches Fieber erzeugt, und ich heile damit viele Krankheiten.« Dieser Arzt hat erkannt, daß Fieber nicht die Krankheit selbst ist, sondern der Versuch des Körpers, die Krankheit zu überwinden.

Im Fieber versucht der Organismus mit der Krankheit fertigzuwerden, die eingedrungenen Erreger zu bekämpfen. Dazu mobilisiert er alle seine Abwehrkräfte, was die Körpertemperatur erhöht. Wir sind der modernen Medizin dankbar, Medikamente entwickelt zu haben, die die schweren Infektionskrankheiten behandeln können, an denen früher viele Menschen verstorben sind.

Wir werden diese Medikamente dann einsetzen, wenn sie wirklich notwendig sind, aber nicht schon bei jedem kleinsten Temperaturanstieg über 37 Grad. Heute hat sich eine gewisse Furcht vor dem Fieber ausgebreitet. Jede Mutter wird ängstlich, wenn ihr Kind über 38 Grad hat. Besonders Kinder fiebern leicht hoch hinauf, dafür ist meist die Krankheit rasch vorbei. Als Erwachsene leiden wir eher darunter, daß wir kein akutes Krankheitsbild entwickeln und einmal ordentlich und kräftig fiebern und schwitzen. Es schleicht sich die Krankheit dahin und dauert mehrere Wochen. In der Regel gilt: Je akuter die Krankheit, umso rascher ist sie vorbei, je schleichender der Krankheitsbeginn, umso länger dauert die Krankheit. Also keine Angst vor dem Fieber!

In der Kneipptherapie sind einige Anwendungen zur natürlichen Behandlung fieberhafter Erkrankungen bekannt. Wenn wir hier von fieberhaften Krankheiten sprechen, meinen wir die einfachen viralen Erkältungskrankheiten und nicht schwerere Infektionen, die einer ärztlichen Behandlung bedürfen, wie eitrige Angina oder Lungenentzündung.

Wenn man Angst vor der Grippe hat, kann man auch eine homöopathische Vorbeugung betreiben, wie mit der Grippeimpfung und zwar mit der Nosode INFLUENZINUM D 30. Dazu gibt man jedem

Familienmitglied einmal 5 Globuli Influenzinum D 30 einmal im Monat vorbeugend. Wenn wirklich eine »Grippewelle« kommt, kann man 5 Globuli einmal wöchentlich geben.

Eine englische Ärztin berichtet in einem Buch über ihre positiven Erfahrungen bei der homöopathischen Grippebehandlung während der schrecklichen Epidemie in den Jahren 1917/18. Die Homöopathie konnte hier ihre Erfolge verzeichnen.

Aber zu dieser Zeit war es üblich, daß die Patienten noch 2 Wochen (!) nach dem Abfiebern im Bett bleiben mußten. Heute will jeder nach dem Abfiebern sofort wieder an seinen Arbeitsplatz zurück oder darf ja in der Schule nichts versäumen. Ich möchte Ihnen diesmal eine Arznei vorstellen, die oft bei grippalen Infekten hilfreich ist: EUPATORIUM PERFOLIATUM, der Wasserhanf.

Es ist ein nordamerikanisches Korbblütlergewächs und hat in der Volksmedizin den Namen »Der Knocheneinrichter« bekommen, da es sehr hilfreich ist bei Krankheiten, die mit Knochenschmerzen verbunden sind.

Beschwerden, wie wir sie bei Grippe kennen: Schmerzhaftigkeit in den Knochen der Arme und Beine mit Wundheitsgefühl in den Muskeln. Gichtisches Wundheitsgefühl der Gelenke. Auch die Muskeln des Rückens und der Brust tun weh, wie zerschlagen schmerzend.

Der Eupatorium-Patient hat starke Kopfschmerzen, pochend, verbunden mit Schmerzhaftigkeit in den Augäpfeln. Eventuell kann ein Schwindel auftreten, mit dem Gefühl, nach links zu fallen. Dieses Mittel kann auch angezeigt sein bei Menschen, die eine Migräne mit Erbrechen haben, wobei die Kopfschmerzen periodisch jeden 3. und 7. Tag auftreten.

Schnupfen mit Niesen, dabei tut jeder Knochen weh. Die Zunge ist gelb belegt, der Patient hat viel Durst, aber nach dem Trinken kommt ein Frösteln, dem Patienten wird übel, bis zum galligen Erbrechen. Neben den Knochen und Muskeln betrifft Eupatorium besonders den Magen und die Bronchien. Mit der Grippe ist eine Übelkeit verbunden, schon beim Anblick oder durch den Geruch von Speisen wird dem Kranken übel. Schluckauf, Erbrechen grüner Flüssigkeit, bitterer

Geschmack im Mund. Die Lebergegend kann schmerzhaft sein, enge Kleidung wird am Bauch nicht vertragen. Der Patient ist heiser und hat einen Husten mit Schmerzhaftigkeit im Brustkorb. Der Husten wird durch ein Kitzeln in der Luftröhre ausgelöst. Der Husten ist so schmerzhaft, daß der Kranke seinen Brustkorb oder seinen Kopf beim Husten halten muß. Beim Einatmen gibt es ein rohes, wundes oder heißes Gefühl in den Bronchien.

Typisch für die Eupatoriumgrippe ist der schmerzhafte Husten, verbunden mit den Glieder-, Rücken- und Brustkorbschmerzen. Alles tut weh. Vor dem Fieber kommt ein heftiger Schüttelfrost, der Frost ist am schlimmsten morgens zwischen 7 und 9 Uhr. Mit dem Frost und Fieber ist diese Übelkeit verbunden, die bis zum geschilderten galligen Erbrechen führen kann. Schwitzen bessert alle Symptome, bis auf den Kopfschmerz.

Nicht jeder grippale Infekt verläuft nach diesem Muster, aber wenn die Krankheit dieses Symptomenbild zeigt, dann wird wahrscheinlich Eupatorium gut helfen können. Man nimmt am besten Eupatorium perfoliatum D4 oder D6 Tropfen, bei Kindern Globuli, davon dreimal 5 täglich, in akuten Fällen zweistündlich 5 Globuli oder Tropfen.

Urlaub und Reise

Verletzungen

Gerade Kinder geraten oft schon durch kleine Verwundungen oder Unannehmlichkeiten in eine Art Schockzustand. Sie lassen sich nicht beruhigen, sie schreien lauthals und wollen Zuwendung. In diesem Fall wird ACONIT D 30 eine Gabe, den Zustand beruhigen. Dann folgt bei Verletzungen mit Blutaustritt ARNICA D4.

Arnica ist die wichtigste Arznei bei Verletzungen, Verstauchungen, Prellungen, Blutergüssen. Es ist vor allem bei Weichteilverletzungen angezeigt, besonders Sturz- oder Schlagverletzungen. Drei- bis viermal täglich eine Gabe beugt Komplikationen, wie Vereiterung oder starken Schmerzen, vor. Der Patient, der Arnica braucht, nimmt seine Verletzung zuerst nicht ernst, bagatellisiert sie und will sie nicht beachten.
Für Rißquetschwunden, Platzwunden, aufgeschürfte Knie, ist CALENDULA D 12, die Ringelblume, eine hervorragende Arznei. Äußerlich kann man auch Ringelblumentinktur, verdünnt 1 : 10 als Kompresse, anwenden.

Insektenstiche

Insektenstiche, besonders von Moskitos oder Stechmücken behandelt man mit LEDUM D 12, 3x5 Glob täglich. Ledum ist in der Lage, die lokale Reizung, die Rötung, Schwellung um die Stichstellen zu beruhigen.
Viele Menschen werden im Urlaub von Gelsen, Mücken, Bremsen etc. belästigt. Nun weiß man, daß nicht jeder gleich von diesen Insektenstichen betroffen ist, es bestehen individuelle Unterschiede.
Da Insektensprays zu Vergiftungen führen können, und andere abschreckende Mittel nicht von jedermann vertragen werden, können Sie es mit STAPHISAGRIA D4, zweimal täglich 5 Globuli, versuchen. Die Arznei soll so lange eingenommen werden, so lange Sie sich in

dem Gebiet aufhalten. Wenn Sie sich in laufender homöopathischer Behandlung befinden, sollten Sie mit Ihrem Arzt darüber sprechen, oder während der Einnahme dieser akuten Arzneien die Dauerbehandlung unterbrechen.
Für Personen, die zu Blasenentzündungen, Nierensteinen oder Leberleiden neigen, paßt zur Vorbeugung von Insektenstichen BERBERIS D3 besser. Auch davon sollten zweimal 5 Globuli täglich genommen werden.

Auf allgemeine Maßnahmen, die dem Schutz vor Insektenstichen dienen, soll hier nicht hingewiesen werden. Eine besondere Gefahr stellen die Zecken dar; wer sich gerne in Wäldern aufhält, kann sich mit APIS D30, einmal wöchentlich eingenommen, evtl. vor einem Zeckenbiß schützen.
Erfahrene Homöopathen haben nämlich beobachtet, daß Personen, die APIS einnehmen, seltener von Zecken befallen werden.
Aber auch nach erfolgtem Zeckenbiß sollte nach Entfernung der Zecke eine Gabe APIS D30 eingenommen werden, um einer Infektion vorzubeugen. Die Frage nach der FSME-Impfung muß sich jeder selbst stellen.
Für Nichtgeimpfte, die sich auch nicht der passiven Immunisierung mit Gammaglobulin unterziehen wollen oder können, empfiehlt sich die Gabe von Zeckenbißfieber-Nosode D30 1x5 Globuli sofort nach einem Zeckenbiß.

Blasenentzündung

Für viele Menschen stellt der Aufenthalt am See oder Meer ein leidiges Problem dar, da sie leicht zu Blasenverkühlungen und -entzündungen neigen. Viele müssen schon vorbeugend Antibiotika mit in den Urlaub nehmen.

Oft entsteht eine Blasenentzündung durch Erhitzen in der Sonne und anschließende Unterkühlung durch die nasse Badehose, den feuchtkalten Boden, Abendwind etc. Für diese Art der Verkühlung paßt DULCAMARA D6, dreimal 5 Globuli täglich, das empfindliche Personen, die dafür anfällig sind, natürlich schon vorbeugend einnehmen können.

Sonnenbrand

Ein häufiges Leiden ist der Sonnenbrand. Seine schädliche Auswirkung auf den Organismus durch ein Zuviel an UV-Strahlung ist bekannt. Auch das Risiko, später an Hautkrebs zu erkranken, steigt. Schmerzlindernd behandelt man einen Sonnenbrand am besten durch Abtupfen oder Kompressen mit Essig, die erneuert werden, sobald der Schmerz wiederkehrt.

Innerlich kann BELLADONNA D30, öfter 5 Globuli, gegeben werden. BELLADONNA ist auch ein wichtiges Mittel beim Sonnenstich. Aconit und Belladonna sind die ersten Arzneien, an die man bei einem fieberhaften Infekt denkt.

Verdauung

Durch ungewohnte und fremde Kost kann der Urlaub wegen Magenverstimmung verleidet werden. Wenn Sie zu viel Wein getrunken und auch sonst dem Essen zu reichlich zugesprochen haben, ist ANTIMONIUM CRUDUM D12 dreimal 5 Globuli tägl. die erste Arznei: Der Mund ist trocken, ein fauler Mundgeschmack, Übelkeit, Erbrechen, der Magen ist überfüllt. Die Zunge ist weiß belegt.

Der nervöse Hektiker, der, um sich zu entspannen, viel trinkt und hastig ißt, braucht NUX VOMICA D12, dreimal 5 Globuli tägl. Am Morgen ist der Patient niedergeschlagen, es ist ihm speiübel und er erbricht. Es geht nur schwer, er denkt: »Wenn ich nur erbrechen könnte, würde ich mich besser fühlen.« Oft wird bei diesen Menschen die Nervosität durch Tabak beruhigt, was am nächsten Tag, verbunden mit Alkohol, einen schweren Kopf verursacht und auch schlechte Laune. Weitere Nux vomica Symptome: Sodbrennen, saures Aufstoßen, Verstopfung wegen Darmträgheit.

Falls das Essen zu fett war und Sie durcheinander gegessen haben, ist PULSATILLA D6, dreimal 5 Globuli die passende Arznei. Das Essen ist schwer verdaulich, vor allem zu fett, wie z. B. Schweinefleisch. Der Durst und auch der Appetit fehlten, das Essen bleibt unverdaut im Magen liegen. Gemütsmäßig kann dem Patienten zum Weinen zumute sein.

Was aber dem Gesündesten passieren kann, bedingt durch fremde Kost oder verdorbene Lebensmittel, ist eine Durchfallserkrankung. Auch in den besten Hotels im Süden muß die Küche nicht immer einwandfrei sein. Gerade bei Kindern eignet sich das Präparat der Firma WELEDA, Carbo Betulae Compositum hervorragend zur Durchfallbehandlung. Es ist ein homöopathisch zubereitetes Kohlepräparat in Pulverform. Von diesem schwarzen Pulver kann man mehrmals täglich, bis stündlich, eine Messerspitze einnehmen.

Im Süden ist darauf Wert zu legen, daß das Wasser in Ordnung ist. Am besten versorgt man sich natürlich mit Mineralwasser aus der Flasche. Bei Durchfall ist die Coca-Cola- und Salzgebäckdiät beliebt. Es kommt hierbei auf die Kombination von süß und salzig an. Das Süße (es geht auch Orangensaft) fördert die Aufnahme von Flüssigkeit durch den Darm und das Salz braucht der Körper zur Kreislaufunterstützung. Durch das Schwitzen entsteht oft ein zusätzlicher Salzverlust.
Bei heftigen Durchfällen bewährt sich, homöopathisch gesehen, VERATRUM ALBUM, die weiße Nieswurz, in der D6. Besonders ist Veratrum album angezeigt, wenn der Patient zusätzlich zu seinen Beschwerden einen kalten Stirnschweiß bekommt. Das ist ein Zeichen der Kreislaufstörung, des Schocks mit drohendem Kollaps. Veratrum album heilt heftiges Erbrechen, es werden große Mengen erbrochen, der Patient hat viel Durst auf kalte Flüssigkeiten, die aber rasch nach dem Trinken wieder erbrochen werden. Der Durchfall ist ebenfalls reichlich, kann dabei sehr schmerzhaft und wäßrig sein. Nach dem Stuhlgang ist der Patient erschöpft, dem Kollaps nahe, und er bekommt diesen charakteristischen Schweißausbruch. Veratrum album ist das Mittel für den heftigen Magen-Darm-Katarrh, wie er häufig bei Urlaubsreisen auftritt.

Der Selbstbehandlung sind natürlich Grenzen gesetzt, bei länger andauernden Beschwerden soll ärztliche Hilfe aufgesucht werden; besonders Kinder können rasch in einen gefährlichen Austrocknungszustand geraten.
Bei diesen Magen- oder Darmbeschwerden kann auch ARSENICUM ALBUM, in der D6, eine homöopathische Arsenzubereitung, sehr nützlich sein. Keine Angst, bei der Einnahme von Arsenicum werden

Sie nicht vergiftet, die D6 ist ja die millionste Verdünnung des Ausgangsstoffes, da könnten Sie das ganze Fläschchen ohne Vergiftung auf einmal einnehmen.

Bei Arsenicum album zeigt sich eine nächtliche Verschlimmerung aller Beschwerden. Oft entsteht die Krankheit durch reichlichen Genuß von Obst, besonders der wasserhaltigen Sorten wie Melonen. Der Arsenpatient leidet unter Übelkeit, Würgen, hat auch Durstgefühl, trinkt aber immer nur ein wenig auf einmal, in kleinen Schlucken. Neben dem Erbrechen kommt es zu stinkenden, wäßrigen Stühlen, die auch mit großer Erschöpfung verbunden sind.

Nur ist der Arsenpatient dabei sehr ängstlich und unruhig, verzweifelt, schwitzt kalt und hat Angst, besonders vor dem Alleinsein und dann vor dem Tod. Die Symptome entwickeln sich häufig nach dem Genuß verdorbener Nahrungsmittel (Wurst, Fleisch, Fisch). Meist sind es die Symptome im allgemeinen, die auf Arsen hinweisen: die rasch einsetzende Schwäche und Erschöpfung, verbunden mit Angst und körperlicher Unruhe. Der Patient findet trotz Erschöfpung im Bett keine Ruhe und dreht sich ruhelos hin und her.

Bei einer Reise muß man auch auf alle möglichen Verletzungen gefaßt sein. Das erste Verletzungsmittel in der Homöopathie ist Arnica. Es kann mit gutem Erfolg auch in höherer Potenz (C — D 30 oder 200) gegeben werden, sonst in der D6. In der niederen Potenz wird es 3- bis 4mal täglich verabreicht, in der höheren Potenz einmal täglich. Arnica ist ein wunderbares Mittel für alle Verletzungen, die mit Blutaustritt ins umliegende Gewebe verbunden sind: Blutergüsse, Rißquetschwunden, Prellungen, Knochenbrüche etc.

Personen, die krankheitsanfällig werden, wenn sie größeren Temperaturschwankungen ausgesetzt sind (Klimaanlagen!) sollten an Dulcamara D6 denken. Typische Situationen sind gegen Ende des Sommers die heißen Tage mit den kühlen Nächten oder das zu lange Verweilen in der nassen Badehose. Dulcamara ist also besonders den Campingurlaubern zu empfehlen. Die dabei auftretenden Zustände können verschiedenster Art sein: Blasenverkühlungen, Durchfall, fieberhafte Infekte, Schnupfen, Kopfschmerzen, Kreuzschmerzen usw. Das Typische ist die Folge von rascher Temperaturänderung.

Wenn jemand Radtouren oder ähnliches plant, wo Verletzungen häufiger sind, würde ich eine Ringelblumentinktur (Calendula Extern) verdünnt (1 : 10) für Umschläge empfehlen. Calendula fördert die Heilung bei allen offenen Wunden (Platzwunden, Geschwüre). Hier soll Calendula auch innerlich gegeben werden (D6 oder D12 3x tgl.). Das Schöne ist, daß die Ringelblume auch die Neigung zur gefährlichen Wundeiterung vermindert. Bei oberflächlichen Brandwunden kann sie ebenfalls eingesetzt werden.

Fieber

FERRUM PHOSPHORICUM D6 ist als Fieber- und Entzündungsmittel für nervöse, empfindliche Personen zu empfehlen, besonders für Kinder. Es paßt für die Anfangszustände fieberhafter Erkrankungen, wenn nicht die plötzliche Unruhe von Aconit (meist Folge von sehr heißem Wetter) oder die plötzliche Röte, Hitze, das Herzklopfen von Belladonna vorhanden ist.

Die Dosierung homöopathischer Medikamente in Globuliform ist für Kinder und Erwachsene gleich: bei niederen Potenzen (D6 — 12) 2- bis 3mal täglich, in akuten Zuständen öfter, bei höheren Potenzen (D30 — 200) seltener (einmal täglich).

Beachten Sie bitte weiters, daß homöopathische Arzneien nicht zu starker Hitze und Sonnenbestrahlung ausgesetzt werden dürfen. Sie verlieren sonst ihre Wirkung.

Von verschiedenen Firmen werden auch Reise- und Urlaubsapotheken in Taschenform angeboten, diese sind sehr handlich, Ihr Apotheker kann Sie dazu sicher gut beraten.

»Medizin in der Hand eines Einfältigen ist Gift, wie Gift in der Hand eines Weisen zur Medizin wird.« meinte Giacomo Casanova, italienischer Abenteurer im 18. Jahrhundert

Hausapotheke

Es gibt im Alltagsleben immer wieder Krankheitsfälle, die auch von Laien diagnostiziert und in Eigenverantwortung behandelt werden können. Es wird geraten, wenn sich die Symptome nicht innerhalb einer gewissen Zeit bessern, bzw. auf eine ernstliche Erkrankung hinweisen, unbedingt einen Arzt zu Rate zu ziehen.

Es gibt weiters Erkrankungen, die parallel, das heißt gleichzeitig homöopathisch und schulmedizinisch behandelt werden können: ein Knochenbruch z. B., wo man die schulmedizinische Hilfe (Ruhigstellung, Gips oder Operation) in Anspruch nimmt und gleichzeitig Arnica zur Wundheilung oder Symphytum zur verstärkten Knochenneubildung gibt. Nicht im Sinne der Hausapotheke können natürlich chronische Erkrankungen behandelt werden.

Wenn jemand dauernd unter immer wiederkehrenden Blasenentzündungen leidet, muß man sich eine Arznei verschreiben lassen, die diese »Veranlagung« verändert, was in den meisten Fällen nicht die Akutarznei (wie Cantharis z. B.) ist. Immer wiederkehrende Mittelohrentzündungen brauchen zu Verbesserung der Abwehrlage eine andere Arznei als Akuterkrankungen. Deshalb wird auch ein Komplexpräparat für diese Veranlagungen nie helfen.

Der Sinn der Hausapotheke

Die Hausapotheke hat ihren Sinn innerhalb der Familie, wenn nicht sofort ein Arzt erreichbar ist, und die Krankheit nicht gleich auf eine gewisse Schwere hinweist. Andererseits kann der frühzeitige Beginn einer homöopathischen Behandlung spätere ernstere Komplikationen verhindern, bzw. eine raschere Wiederherstellung der Gesundheit fördern. Schwierig zu beantworten ist die Frage nach der Potenz, in der die Arznei verabreicht werden kann. Aus Gründen der Einfachheit und um Verwirrung zu vermeiden, wird meist eine D6, D12 oder D30 empfohlen.

Es gibt natürlich auch tiefere und höhere Potenzen. In Akutfällen kann man auch eine höhere Potenz (D30 oder D200) in kürzeren Abständen (halbstündlich) wiederholen.

Fieber, Erkältungskrankheiten

Erhöhung der Körpertemperatur zeigt zuerst einmal eine erhöhte Aktivität des Abwehrsystems des Körpers an. Meist weist sie auf eingedrungene Erreger hin (Viren, Bakterien) und ist ein Zeichen einer guten Reaktionskraft. Fieber sollte deshalb als Symptom nicht einfach mit einem fiebersenkenden Mittel behandelt werden. Die beste Art der Behandlung ist eine Stärkung der körpereigenen Abwehrkraft durch ein richtiges homöopathisches Mittel. Die Wahl dieses Mittels hängt nicht von der Diagnose der Krankheit ab (hier Fieber!), sondern von den Symptomen, die der Patient in seinem Fieberzustand aufweist:

ACONITUM NAPELLUS D30, der blaue Sturm- oder Eisenhut. Die Krankheit beginnt plötzlich, wie ein Sturm, die Haut ist trocken und brennend, der Patient ist durstig, dabei ruhelos und ängstlich. Das Gesicht ist im Liegen rot und wird beim Aufsitzen blaß. Furcht vor dem Sterbenmüssen.

Charakteristisch ist das plötzliche Auftreten der Krankheit mit einem heftigen Krankheitsbeginn. Folge von trockenem, kaltem Wetter (Pseudokrupp) oder extremer Hitze (Durchfall). Jede Krankheit ist von Angst und Ruhelosigkeit begleitet. Die Krankheit ist schlimmer abends und vor Mitternacht.

Brennende Hitze . . .

BELLADONNA (Tollkirsche) D30. Hohe Körpertemperatur, die Haut ist brennend heiß, das Gesicht ganz rot. Folge von Sonnenhitze (Sonnenstich), Zugluft am Kopf (nach Schwitzen, Haarewaschen). Erkältung nach Schwitzen, durch Wind. Auch bei Belladonna beginnt die Krankheit plötzlich und heftig. Das Herz und die Adern beginnen heftig zu klopfen, die Schleimhäute werden trocken. Brennende Hitze, Röte, Trockenheit (also alle Zeichen einer akuten Entzündung).

Der Patient reagiert empfindlich auf Licht, Lärm, Erschütterung. Die Schmerzen sind plötzlich, heftig, klopfend oder stechend, mit verrückt machender Intensität (Kopf, Ohren, Hals, Zähne, Galle, Niere). Beim Fieber Schüttelfrost oder Fantasieren, das Gesicht wird dunkelrot und beginnt zu schwitzen. Heißer Kopf mit kalten Händen und Füßen. Die Pupillen sind erweitert. Mund und Hals sind trocken und heiß. Verlangen nach Zitronenlimonade. Plötzlich kitzelnder, trockener, kurzer Husten, schlechter nachts (Pseudokrupp). Der Kehlkopf ist sehr schmerzhaft. Zucken im Schlaf.

FERRUM PHOSPHORICUM (Eisenphosphat) D12. Während Aconit und Belladonna eher robuste Patienten brauchen, paßt Ferrum phosphoricum eher auf sonst blasse und schwächliche Menschen oder Kinder.
Ferrum phosphoricum kann bei fieberhaften Infekten mit hohem, plötzlichem Fieber angezeigt sein (akute Mittelohrentzündung, Zahnungsbeschwerden, Sommerdurchfall). Folge von Schwitzen mit Zugluft. Fieber und sonst keine Symptome. Kehlkopfentzündung mit Heiserkeit bei Sängern. Schmerzhafter, quälender, krampfhafter Husten, schlechter morgens und abends.

Schleichender Beginn

BRYONIA ALBA (Zaunrübe) D12. Der Krankheitsbeginn ist langsam, erstreckt sich über mehrere Tage. Das Gesicht wird dunkelrot, die Zunge ist weiß belegt, es besteht großer Durst nach großen Mengen kalten Wassers. Der Patient ist entweder trocken und heiß, oder es fröstelt ihn, mit heißem Kopf und saurem Schweiß. Alles wird bei Bryonia durch die geringste Bewegung verschlechtert: Kopf-Brust-Glieder-Rückenschmerzen. Der Husten ist trocken, schmerzhaft, krampfhaft. Der Patient muß sich vor Schmerzen die Brust halten, muß sich beim Husten aufsetzen. Der Patient will einen tiefen Atemzug machen, kann aber nicht, da jede Bewegung einen Hustenreiz auslöst. Scharfe Stiche im Brustkorb beim Husten. Ein zu warmes Zimmer verschlimmert Husten und Schnupfen.

GELSEMIUM (Gelber Jasmin) D12. Der Patient ist im Fieber müde, schwer und benommen. Hitze mit Benommenheit, kein Durst im

Fieber. Frost geht den Rücken hinauf und hinunter. Der Kopf ist heiß und voll, Kopfschmerz durch die geringste Bewegung, durch Licht oder Lärm. Große Schwere der Augenlider, der Arme und Beine. Gelsemium ist unser wichtiges Mittel bei »Lampenfieber«, vor Prüfungen, wenn die Kandidaten knieschlottrig werden und Durchfall vor Aufregung bekommen.

RHUS TOXICODENDRON (Giftsumach) D12. Fieber mit großer Schwäche und Erschöpfung, mit Gliederschmerzen dabei, die eine körperliche Ruhelosigkeit verursachen. Der Patient ist dauernd in Bewegung, dreht sich hin und her, um Erleichterung zu finden. Benommenheit, die Zunge ist dick belegt mit einer roten Spitze, viel Durst. Fieberblasen bei fieberhaften Infekten.

Schnupfen

Eine Anfälligkeit für dauernde Erkältungen, Schnupfen, braucht eine genauere ärztliche Untersuchung (Allergie ?). Eine Erkältungskrankheit ist im allgemeinen innerhalb einer Woche erledigt (ob mit oder ohne Behandlung).

Bei gleichzeitigem Fieber sollte man im Bett bleiben. Der Schnupfen ist als Absonderung und damit als Ausscheidung zu betrachten und sollte deshalb nicht unterdrückt werden.

CEPA (Küchenzwiebel) D 6. Nase, Augen und Kehlkopf sind betroffen. Heftige Niesanfälle mit einem wundmachenden, scharfen Schnupfen. Die Augen können brennen, aber typischer ist ein milder Tränenfluß. Der Schnupfen ist besser in der frischen Luft. Im warmen Zimmer läuft die Nase. Dieses wunde Gefühl kann sich in den Rachen fortsetzen und zu Heiserkeit mit einem schmerzhaften Kitzelhusten führen. Der Husten ist quälend, der Kehlkopf schmerzt beim Husten. Der Patient versucht, den Husten zurückzuhalten.

CHAMOMILLA (Kamille) D 12. Meist angezeigt beim Schnupfen zahnender Kinder. Während der Zahnung sind die Babies anfällig für Fieber, Durchfall, Mittelohrentzündungen, Husten und Schnupfen. Für Chamomilla ist der Gemütszustand typisch: Die Patienten sind äußerst gereizt, grantig, zornig und wollen herumgetragen werden.

Launisch und unzufrieden in großem Ausmaß, nicht einfach nur etwas grantig.

SAMBUCUS NIGRA (schwarzer Hollunder) D 6. Bei Säuglingen mit trockenem Schnupfen angezeigt, das heißt mit verstopfter Nase. Die Nasenschleimhaut ist zugeschwollen, die Säuglinge kriegen keine Luft durch die Nase und sind dadurch beim Trinken und Schlafen behindert.

EUPHRASIA (Augentrost) D6. Euphrasia ist ein wichtiges Mittel bei Bindehautentzündungen mit reichlichem, heißem und scharfem Tränenfluß.
Die Augen brennen und beißen, man ist lichtscheu. Während die Tränen scharf sind, ist der Schnupfen mild und nicht wundmachend. Husten mit reichlichem Auswurf wird nach dem Hinlegen besser.

PULSATILLA (Kuhschelle) D 6. Schnupfen mit verstopfter Nase. Der Schnupfen ist gelbgrün, nicht wundmachend. Geruchsverlust beim Schnupfen. Die Nase ist im Liegen oder in einem warmen Raum verstopft. Der Patient fühlt sich besser in der frischen Luft und schlechter in geschlossenen Räumen.

Husten

Da der Husten keine Krankheit darstellt, sondern ein Symptom, muß jeder länger dauernde Husten ärztlich abgeklärt werden, um eine richtige Behandlung nicht zu verzögern.

Bei einem akuten Infekt wird der Husten zusammen mit den anderen Symptomen der Erkältung abklingen.

ACONIT D 30. Konstanter, trockener Husten mit Erstickungsgefühl. Schmerzhafter, heiserer, bellender Husten wie bei Pseudokrupp, der plötzlich in der Nacht beginnt. Folge von trockenem, kaltem Wetter.

BELLADONNA D30. Trockener, kitzelnder Husten in Anfällen. Große Trockenheit im Kehlkopf.
Der Husten ist krampfartig, bellend. Er scheint den Schädel zu zersprengen und wird in der Nacht schlechter. Das Kind weint schon vor dem Husten.

BRYONIA ALBA D 12. Der Husten ist trocken, hart und sehr schmerzhaft. Frische Luft bessert. Der Patient ist durstig, will sich nicht bewegen, muß die Brust halten beim Husten. Jeder Atemzug löst einen Hustenreiz aus, jede Bewegung verschlimmert.

DROSERA D 6. Ein heftiges Kitzeln im Kehlkopf löst einen Hustenanfall aus. Der Husten kommt in Anfällen (Keuchhusten), klingt tief, bellend, ist gefolgt von Würgen und Erbrechen. Zuerst kommt das Gegessene und dann der Schleim. Kitzeln wie von einer Feder oder einem Brotbrösel im Kehlkopf. Beim Husten tritt ein stechender Schmerz unter den Rippen auf, der Patient muß den Brustkorb halten. Schlimmer in der Nacht, besonders nach Mitternacht.

IPECACUANHA (Brechwurzel) D 6. Krampfhafter, erstickender Husten mit rasselnder Atmung. Husten ist verbunden mit Übelkeit und Erbrechen. Man hört den Schleim in den Bronchien rasseln. Verkühlung eher bei wärmerem oder feuchtem Wetter.

NUX VOMICA (Brechnuß) D 6. Trockener, krampfhafter Husten in Anfällen, mit Kopfschmerzen, Würgen und Recken, Aufstoßen. Der Patient fühlt sich fiebrig, kann sich aber nicht bewegen oder gar abdecken, ohne daß es ihn entsetzlich fröstelt. Schlimmer durch kaltes, trockenes, windiges Wetter.

RUMEX CRISPUS (saurer Ampfer) D 6. Jeder Atemzug, besonders kalte Luft, löst ein Kitzeln wie von einer Feder in der Halsgrube aus. Dem Hustenanfall geht dieses Kitzeln in der Halsgrube voraus. Der Patient ist äußerst empfindlich in bezug auf kalte, frische Luft, er bedeckt den Mund, um keine zu kalte Luft einatmen zu müssen. Unaufhörlicher Husten bei Temperaturwechsel. Der Husten ist entweder trocken und abends nach dem Hinlegen schlechter und morgens beim Erwachen oder mit viel zähem Schleim. Schmerz unter dem Brustbein.

SPONGIA (Meerschwamm) D 6. Bellender Husten Tag und Nacht. Der Husten ist hohl, heiser, sägend, mit großer Trockenheit im Kehlkopf. Der Patient erwacht aus dem Schlaf und erstickt fast (Pseudokrupp). Schlimmer vor Mitternacht, gegen 23 Uhr. Heiße Getränke bringen Erleichterung. Folge von trockenem, kaltem, windigem Wetter.

Blasenentzündung

Blasenentzündungen brauchen immer eine ärztliche Untersuchung und Betreuung. In einem Notfall mit heftigen, schneidenden und brennenden Schmerzen vor, während und nach dem Harnlassen kann Cantharis (Spanische Fliege) D 6 gegeben werden. Ständiger Drang zum Harnlassen, aber nur wenige Tropfen gehen auf einmal ab. Starke Schmerzen in der Harnröhre, eventuell blutiger Harn.

REGISTER

Homöopathische Arzneien und ihre Anwendung in der Übersicht

Auf den angegeben Seiten finden Sie ausführliche Beschreibungen.

Argentum nitricum
zentrales Nervensystem, Neurosen, Erwartungsspannung, Schulangst, Lampenfieber, Aufstoßen, Blähungen, Zuckerunverträglichkeit
101

Aristolochia
Regelstörungen, Ausbleiben der Regel, Blasenentzündungen bei Mädchen
122

Arnica
Verletzungsmittel: Knochenbrüche, Blutergüsse, Schädel-Hirn-Trauma
38, 49, 125, 135, 139, 141

Arsenicum album
Schleimhäute: Erbrechen, Druchfall mit Ängstlichkeit und Ruhelosigkeit, Kälteempfindlichkeit, brennende Schmerzen
138

Barium carbonicum
Konstitutionsmittel, Mandelvergrößerung, eitrige Angina, Schüchternheit, vorzeitige Alterung, Entschlußlosigkeit
102

Belladonna
Fieber im ersten Stadium mit großer Hitze, innere Kälte; außen brennende, glühende Hitze;
heißer Kopf und kalte Glieder;
klopfende Schmerzen; Entzündung mit Hitze, Rötung, Schwellung, trockenem Gefühl
22, 33, 137, 140, 142, 145

Berberis
Ausscheidungsmittel bei erhöhter Harnsäure; regt Leber- und Nierentätigkeit an; gleichzeitig Gelenk- und Leberprobleme mit Harnproblemen, Hämorrhoiden oder Regelprobleme; ausstrahlende Schmerzen
89, 136

Bryonia
Entzündung der serösen Häute: Gelenke, Rippfell. Die geringste Bewegung verschlimmert die Schmerzen. Trockene Schleimhäute, trockener Husten, Gelenkschmerzen
113, 143, 146

Caladium
Wirkung auf Genitalorgane, Scheidenjucken mit Brennen; Impotenz; verringert das Verlangen nach Tabak
92

Calcium carbonicum
Konstitutionsmittel, wirkt auf Blut, Drüsen, Knochen, Schleimhäute, Haut. Leichtes Schwitzen, späte Zahnung, spätes Gehenlernen, 73, 77, 85

Calcium fluoricum
Konstitutionsmittel, wirkt auf das Bindegewebe. Drüsen werden steinhart. Zahnschmelzdefekte, Krampfadern, Atherosklerose, krankhaftes Knochenwachstum
73

Calcium phosphoricum
Konstitutionsmittel, wirkt auf Knochen und Drüsen. Gestörte Knochenbruchheilung, unruhige, unzufriedene Kinder; Pubertät, zu schnelles Längenwachstum
73, 86

Calendula
Wundheilungsmittel, infizierte, eiternde Wunden, Riß-Quetsch-Wunden
37, 125, 126, 135, 140

Camphora rubini
Grippevorbeugungsmittel, 112

Cantharis
Harnwegsinfekt, ganz akut, heftig, Harn ist brennend, blutig, heftige Schmerzen, dauernder Harndrang
141, 147

Carbo Betulae compositum
Durchfallserkrankung
138

Cepa
wirkt auf die Schleimhäute der Nase, Augen, Kehlkopf, heftiges Niesen,
Schnupfen mit wäßrigem, wundmachendem Sekret,
ärger in warmen Räumen, Folge von nassen Füßen
12, 30, 144

Chamomilla
überempfindliche Kinder und Frauen. Streitsüchtig, unzufrieden, zornig. Unerträgliche Schmerzen.
Zahnung, Mittelohrentzündung, Wärme bessert.
Einseitige Wangenröte, Bauchkoliken, grüner Durchfall, Regelkrämpfe
36, 106, 144

Chrom
Reizleitungsstörungen des Herzens, Diabetes mellitus, homöopathisch in Kalium Bichromicum, betrifft die Schleimhäute der Atemwege mit klebrigem, sehr zähem Sekret
79

Coffea
überempfindliches Nervensystem, nervöse Schlaflosigkeit, durch geistige Überaktivität mit Gedankenzustrom, Schlaflosigkeit nach freudigen Überraschungen
21

Convallaria
Herzkrankheiten, Herzerweiterung mit Venenstauung, Ödeme durch Herzschwäche, tabakgeschädigtes Herz
93

Crataegus
Herzstärkung, Altersherz, hoher Blutdruck, Atherosklerose, Schlaflosigkeit aus Herzschwäche
118

Cuprum metallicum
Erkrankungen des Zentralnervensystems, Epilepsie, Blauwerden, heftige Krämpfe
125

Digitalis
Herzmittel, Lungen- und Lebermittel, Prostatahypertrophie. Puls ist langsam im Liegen und rasch bei Bewegung, unregelmäßig beim Aufsetzen.
Muß in der Herzangst herumgehen. Erschöpfung durch leichte Anstrengung. Sieht alles gelb oder grün. Tödliche Übelkeit, nicht besser durch Erbrechen
88

Drosera
Hustenmittel. Anfallsweiser Husten, tief, bellend, Keuchhusten, Husten mit Nasenbluten. Husten schlechter nach Mitternacht
146

Dulcamara
Katarrh, Rheuma, Herpes, Husten, Blasenentzündung durch feuchte Kälte
108, 114, 136, 139

Echinacea
Grippevorbeugungsmittel, Patient ist schwach, müde, hat Muskelschmerzen
112

Eupatorium perfoliatum
Grippe mit heftigen Muskel- und Knochenschmerzen, Grippe mit Übelkeit, Patient ist ruhelos und frostig
113, 133

Euphrasia
Schleimhäute von Augen, Nase, Brust betroffen,
wundmachender Tränenfluß,
Bindehautentzündung, milder Schnupfen,
Husten nur tagsüber
145

Ferrum phosphoricum
Fieber im ersten Stadium. Nervöse, empfindsame, blutarme Personen oder Kinder. Heftige Ohrenschmerzen, akute Mittelohrentzündung, Kehlkopfentzündung, Sommerdurchfälle, akuter Rheumatismus
125, 140, 143

Gasteiner Wasser
hartnäckige Verstopfung, blutende Hämorrhoiden, Schwindel, wie bevorstehender Schlaganfall
76

Gelsemium
betrifft Muskeln und Nerven, Müdigkeit, Schwere, Schwäche; Zittern, komplette Erschöpfung, Benommenheit, Schwäche, Schwindel; Grippe, Lampenfieber, Masern, Lähmungen, multiple Sklerose
102, 124, 143

Gingko biloba
Altersschwindel, Atherosklerose, Vergeßlichkeit, 119

Haplopappus
niederer Blutdruck mit Müdigkeit, Schwindel, Kopfschmerzen, Herzunruhe, Herzstolpern, Depression mit niederem Blutdruck
116

Hedera helix
Schilddrüsenstörung, vegetative Dystonie, kalt-schwitzende Hände, Kopfschmerz mit Stirnhöhlenkatarrh, Fließschnupfen im warmen Raum, schilddrüsenbedingter Herzschaden, nächtliche Gliederschmerzen, Gallenblasenentzündung, Galleinsteinleiden, krampfartige Magenschmerzen, Essen bessert
99

Hepar sulfuris
Neigung zu Eiterungen: Haut, Abszesse, Furunkel, Mandelentzündung; Bronchitis mit viel eitrigem Schleim. Sehr frostige Patienten, kälteempfindlich, jede Verletzung eitert
30

Hypericum
Nervenverletzungen, Verletzung nervenreicher Gebiete: Finger, Zehen, Zunge, Mund, Gehirn, Wirbelsäule, Steißbein
126

Ignatia
vegetative Dystonie, Depression, Kopfschmerzen, Hysterie, Folge von Kränkung, Kummer, Sorgen, Furcht, Schock,
nach Todesfällen
129

Influenzinum
Nosode, zur Grippevorbeugung
132

Ipecacuanha
betrifft Magen und Atemwege. Dauernde Übelkeit, nicht besser durch Essen, heftiger Husten mit Schleimrasseln und Erbrechen
146

Jaborandi
Hitzewallungen, Neigung zu schwitzen und sich zu erkälten, Schwitzen mit Herzklopfen, starker Speichelfluß
66

Kalium phosphoricum
Schüßlermittel. Der Patient ist nervös, schwach, leicht erschöpft. Nervenschwäche, Konzentrationsmangel, Pubertät, Folge von Sorgen, geistige und körperliche Müdigkeit
102

Ledum
beeinflußt das Bindegewebe, Rheuma mit Besserung der Beschwerden durch kalte Anwendungen,
Sportverletzungen, wo kalte Anwendungen bessern.
Insektenstiche, Stichverletzungen
124, 135

Magnesium
79

Magnesium phosphoricum
Mittel für Krämpfe, Krampfanfälle, Nervenschmerzen mit Besserung durch Wärme und heiße Bäder, Bauchkrämpfe, Regelkrämpfe, Gesichts-Kopfschmerzen
106

Mercurius solubilis
Drüsenschwellungen, Neigung zu Eiterungen, Schleimhautentzündungen, Angina, Mundentzündungen (durch Kaugummi!), Mittelohrentzündungen, Magen-Darmentzündungen, Colitis, Sinusitis. Destruktive Entzündungen der Knochen, des Bindegewebes.
Patient ist zittrig, schwach, schwitzend. Starker Nachtschweiß, lebendiges Barometer: empfindliche auf Hitze und Kälte, Zugluft, Wetterwechsel. Krämpfe, Zittern, multiple Sklerose
30, 33

Nux vomica
nervöse, gereizte Patienten, Störungen des Verdauungstraktes: Sodbrennen, Magenschmerzen, spastische Verstopfung, Hämorrhoiden. Folge von Tabak-, Alkohol-, Medikamentenmißbrauch. Schnupfen, rinnend am Tag und in der frischen Luft, trocken in der Nacht. Grippemittel. Fieber mit Frost, der Patient darf sich nicht abdecken. Schlaflosigkeit, Kreuzschmerzen, muß sich aufsetzen, um sich im Bett umdrehen zu können. Bronchitis
114, 129, 137, 146

Phosphor
Konstitutionsmittel, verursacht Entzündungen der Schleimhäute, des Magens und der Gedärme. Blutungsneigung. Angst: Dunkelheit, Alleinsein, Geister, Gewitter. Altersschwindel, degenerative Augenveränderungen, chronischer Nasen-Rachen-Katarrh, Zahnfleisch-, Nasenbluten, Lungenentzündungen
86

Plantago major
erzeugt Abneigung gegen Tabak. Neurologie: Ohren, Zähne, Gesicht. Folge von kariösen Zähnen.
91

Pulsatilla
Schleimhautmittel, Venen.
Absonderungen sind mild, gelb, dick.
Verdauungsstörungen nach zu Fettem, Eis, Durcheinanderessen.
Frostig, aber Unverträglichkeit warmer Räume
105, 130, 137, 145

Rhus toxicodendron
beeinflußt Bindegewebe, Sehnen.
Rheumatische Beschwerden, besser durch Bewegung.
Steifheit, Folge von Überanstrengung,
Nässe, Kälte, Schwitzen,
Zugluft; Verstauchungen
124, 125, 130

Rumex crispus
Hustenmittel, sehr empfindlich auf das Einatmen kalter Luft, Schmerzen unter dem Brustbein, Kitzelhusten, wie von einer Feder im Kehlkopf
146

Ruta
Bindegewebsmittel, Sehnen, Gelenkbänder, Knorpel, Beinhaut.
Verletzungsmittel, Wundheitsgefühl mit Ruhelosigkeit,
Sehnenganglion
125

Sabal serrulata
homöopathischer Katheter bei Prostatahypertrophie mit Harnsperre, nervöse, alte Männer und Frauen
88

Sambucus
Schniefen der Säuglinge, sodaß sie nicht atmen oder trinken können. Plötzliche nächtliche Erstickungsanfälle
145

Sanicula aqua
Mineralwasser, Konstitutionsmittel
75

Selen
beeinflußt den Urogenitaltrakt, Kehlkopf, Leber, erschöpfte Patienten, Schwäche an heißen Tagen, Impotenz, Heiserkeit
79

Silicea
Konstitutionsmittel, beeinflußt Nerven, Knochen, Knorpel, Schleimhäute. Drüsenschwellungen, Neigung zu chronischen Eiterungen, empfindlich auf Kälte, Zugluft, Lärm. Jede Wunde eitert. Schweißfüße, langdauernde, chronische Erkältungskrankheiten
73

Spongia
beeinflußt Herz, Kehlkopf, Drüsen. Wichtiges Mittel bei Pseudokrupp. Heiserkeit, Husten mit Erstickungsanfällen, trockener Husten, sägend, als ob ein Brett zersägt wird, hohl, tief, bellend
146

Staphisagria
Folge von Insektenstichen, Nervosität mit Zittern, Folge von unterdrücktem Ärger, sehr empfindlich, Verletzungsmittel nach Schnittwunden, Operationen, Dammschnitt
135

Strophantus
Herzmittel nach Herzinfarkt, Furcht vor schweren Prüfungen, Lampenfieber, Konzentrationsstörung bei Prüfungen, frühreife, geschwätzige Kinder
102, 117

Sulfur
Konstitutionsmittel, Klimakterium, Hautkrankheiten, chronische Krankheiten
67, 73

Symphytum
bei Verletzungen der Knochen, Knorpel
49, 125, 141

Veratrum album
beeinflußt Psyche, Kreislauf und Verdauung. Kollaps mit kaltem Schweiß, heftige und plötzliche Ereignisse: Durchfall und Erbrechen, sehr reichlich
138

Vöslauer Wasser
Mineralwasser
76

Zeckenbißfiebernosode
Vorbeugungsmittel gegen Gehirnhautentzündung nach Zeckenbiß
136

Zincum
beeinflußt Nerven und Gehirn, Unruhe, besonders der Beine, Zittern, Krankheiten nach unterdrückten Hautausschlägen
81.